L'ÉVOLUTION PSYCHIQUE DE L'ENFANT

BIBLIOTHÈQUE DE PSYCHOLOGIE EXPÉRIMENTALE
ET DE MÉTAPSYCHIE

Directeur : RAYMOND MEUNIER

L'Évolution Psychique de l'Enfant

PAR LE

Dr HENRI BOUQUET

PARIS
LIBRAIRIE BLOUD & Cie
7, Place Saint-Sulpice, 7

1909

Bibliothèque de Psychologie expérimentale et de Métapsychie

Directeur : RAYMOND MEUNIER

La *Bibliothèque de Psychologie expérimentale et de Métapsychie* s'adresse aux professeurs, aux médecins, aux étudiants et au public cultivé qu'elle renseignera sur les données acquises par la science contemporaine dans le domaine psychologique et psychique. Ces données sont aujourd'hui assez nombreuses et assez solidement établies pour qu'il ait pu paraître opportun de les faire connaître en dehors du monde encore restreint des travailleurs de laboratoire et des spécialistes. Ceux-ci trouveront d'ailleurs, parmi nos monographies, une série de mises au point utiles à leurs recherches et des exposés personnels de questions moins étudiées et plus théoriques. Nous pensons qu'ils porteront intérêt à cette nouvelle publication si nous en jugeons par l'accueil empressé qu'ils ont fait dès l'abord à notre projet.

Les volumes de notre collection se répartiront en trois groupes.

Le premier groupe constituera une série historique. Les diverses sciences psychologiques, encore qu'elles aient pris depuis un temps relativement court le caractère expérimental qui est celui sous lequel nous nous proposons de les envisager spécialement, ont derrière elles un long passé. Il est donc indispensable de les exposer, en quelque sorte « génétiquement ». Ce point de vue s'impose tout particulièrement pour certaines questions qui de près ou de loin, se rattachent à ce que les psychologues contemporains désignent sous le nom de « métapsychie ». Les recherches occultes, les problèmes qu'ont englobés tour à tour la magie, le spiritisme et la théosophie, du moins dans la forme merveilleuse où l'imagination se les représentait, exigent une interprétation historique.

Dans le second groupe seront traitées « les grandes questions psychologiques ». Par là nous entendons les problèmes d'un ordre général dont on trouve l'exposé dans les Manuels de philosophie, et que nous nous proposons d'étudier selon la méthodologie scientifique à laquelle on doit le renouvellement des sciences psychologiques.

Enfin notre troisième groupe, le plus important, sera consacré à l'examen des problèmes spéciaux de psychologie et de métapsychie. Par psychologie, nous entendons la psychologie normale, pathologique, ethnique et comparée. Quant à la Métapsychie, nous entendons par ce terme l'ensemble des sciences métapsychiques telles que M. Charles Richet les a définies au Congrès de Rome (1906).

Ajoutons que certains volumes de la collection pourront appartenir à deux de ces groupes ou aux trois ensemble. Il s'agit donc plutôt ici d'indiquer les directions dans lesquelles nous nous proposons de nous engager que de tracer dès maintenant un plan limitatif de chaque volume ou de circonscrire définitivement notre domaine.

En résumé l'ensemble de la collection formera une sorte d'*Essai synthétique sur l'ensemble des questions psychologiques et des problèmes qui s'y rattachent.* Notre but sera atteint si l'effort de compréhension psychologique qui caractérise notre époque s'y trouve exprimé.

Volumes parus :

I. — N. VASCHIDE, Directeur-Adjoint du laboratoire de Psychologie pathologique de l'École des Hautes-Études. — **Les Hallucinations télépathiques.**

II. — Dr Marcel VIOLLET, Médecin des Asiles. — **Le Spiritisme dans ses rapports avec la folie.**

III. — Dr A. MARIE, Médecin en chef de l'Asile de Villejuif, Directeur du laboratoire de Psychologie pathologique de l'École des Hautes-Études. — **L'Audition morbide.**

IV. — Princesse LUBOMIRSKA. — **Les Préjugés sur la folie,** avec une préface du Dr Jules Voisin, Médecin en chef de l'Hospice de la Salpêtrière.

V. — N. VASCHIDE, Directeur-Adjoint au laboratoire de Psychologie pathologique de l'École des Hautes-Études et Raymond MEUNIER, Préparateur au même laboratoire. — **La Pathologie de l'attention.**

VI. — Henry LAURES. — **Les Synesthésies.**

VII-VIII. — Raymond MEUNIER, Préparateur au laboratoire de Psychologie pathologique de l'École des Hautes-Études. — **Le Hachich,** *Essai sur la Psychologie des Paradis éphémères.*

IX. — Dr Henri BOUQUET. — **L'Evolution psychique de l'enfant.**

X. — Drs A. MARIE, Médecin en chef de l'Asile de Villejuif et R. MARTIAL, Chef des travaux du laboratoire d'hygiène ouvrière. — **Travail et Folie.**

En préparation :

Dr LEGRAIN, Médecin en chef de Ville-Evrard. — **Les folies à éclipses.**

Professeur BAJÉNOFF (de Moscou). — **La Psychologie des condamnés à mort.**

Dr ZIEM. — **Les Sommeils morbides.**

RAYMOND MEUNIER. — **L'Abstraction chez les enfants.**

Dr A. MARIE. — **Précis de Psychiâtrie.**
— **Crimes et Châtiments.**

N. VASCHIDE. — **Le Sentiment musical chez les aliénés.**

Dr MARCEL VIOLLET. — **La Peur morbide.**
— **La Satisfaction.**
— **La Joie.**

Dr JULES VOISIN. — **L'Enfance anormale.**

Dr ARTAULT DE VEVEY. — **La Méthode en Psychologie comparée.**

ALEXANDRE ORESCO. — **Peuples oppresseurs et Peuples opprimés.** *Essai de psychologie sociale.*

Dr M. RABAND. — **La Peur chez les enfants.**

Dr X.... — **La Psychologie du Schintoïsme.**

SEYMOUR DE RICCI. — **La Psychologie du collectionneur.**

L'ÉVOLUTION PSYCHIQUE DE L'ENFANT

I

AVANT-PROPOS

La psychologie de l'enfant est, à n'en pas douter, d'une étude beaucoup plus ardue encore que celle de l'homme fait. Celle-ci nous apporte comme renseignements ceux que nous donne la conscience et c'est, en réalité, dans une étude approfondie de ces phénomènes d'auto-observation qu'elle résidait jadis presque exclusivement. L'introduction, dans les sciences psychologiques, de l'expérimentation les a dotées de nouvelles méthodes de recherche qui en ont renouvelé ou approfondi bien des chapitres tout en laissant à la méthode introspective d'autrefois un rôle d'une importance fondamentale. Cette psychologie expérimentale n'a pas manqué d'être appliquée à l'enfant chez lequel les documents dûs à la conscience manquent complètement. En effet, ou la conscience lui fait totalement défaut, ou du moins les traces qu'elle laisse en nous sont assez fugitives pour que nous ne puissions nous souvenir de nos sensations qu'à partir d'un âge déjà avancé. Cette psychologie est donc une science, avant tout, d'observation et de déductions à tirer de phénomènes obscurs et pour qui en est le siège et pour qui les observe. De plus, ces phénomènes ont un caractère de fugitivité très accentué en même temps que la netteté leur manque et ces deux particularités en rendent l'interprétation tout spécialement difficile. Mais l'expérimentation, pour limité que soit ici son champ d'action, nous aide à éclaircir certains points de cette obscure étude et les œuvres de patience comme celle d'un Preyer (pour ne citer qu'un nom parmi un grand nombre), étudiant pendant trois ans son fils trois fois chaque jour, à heure fixe, ont apporté à cette difficile étude une contribution d'une importance considérable.

Mais, en regard de cette obscurité qui la rend si ardue, la psychologie infantile offre un intérêt puissant, celui qui s'attache à l'étude de l'évolution d'une intelligence. L'enfant naît, sans contredit, le plus déshérité, le plus *nu*, au point de vue psychique, de tous les animaux que nous connaissons, et, d'autre part, il doit parvenir à un niveau intellectuel très supérieur à aucun d'eux. Il y a donc là, et dans un laps de temps relativement, très court, une somme d'acquisitions formidable à réaliser. C'est justement dans cette différence entre l'automatisme inconscient de son début et le raisonnement supérieur de son état de développement parfait que réside l'énorme intérêt qui a toujours conduit l'homme à se rendre compte, du mieux qu'il lui était possible, de la façon dont son esprit gravissait peu à peu les gradins de cette échelle psychique dont le faîte domine de si haut la psychologie des autres habitants de notre planète.

Dans cette étude de l'enfant, deux grandes divisions peuvent être apportées : l'éducation en effet et l'instruction introduisent dans la vie psychique de l'enfant un élément nouveau, exogène, et qui en fait un être moins naturel qu'avant son introduction dans cette vie nouvelle. Les premières années, au contraire, sont presque exclusivement constituées, au point de vue intellectuel, par les acquisitions personnelles et endogènes qui sont propres à l'individu même. De là deux périodes dans l'évolution de cette intelligence qui ne sont que consécutives mais non comparables entre elles. Nous ne nous occuperons dans cet ouvrage que de la première, qui va depuis la naissance jusqu'à un âge incertain, parce qu'il est éminemment variable suivant les individus, mais qui peut se fixer arbitrairement entre la troisième et la cinquième année.

II

LA NAISSANCE

Quelques auteurs ont esquissé une psychologie intra-utérine de l'enfant, ont essayé, en d'autres termes, d'analyser les soi-disant sensations que ressentirait ce petit être avant la naissance et dans le sein même de sa mère. Il est à peine besoin de faire ressortir toute l'inanité d'une pareille étude. Si nous éprouvons, comme nous le disions plus haut, des difficultés considérables à étudier psychiquement le petit enfant, celui des toutes premières années, que nous pouvons, cependant, avoir constamment sous les yeux et dont nous avons le loisir de suivre les moindres manifestations, comment pourrions nous aborder la même étude en ce qui concerne le fœtus absolument caché à nos yeux et, d'ailleurs, soustrait à toutes les excitations extérieures qui pourraient le faire réagir ou à peu près.

Ce fœtus, nous le savons, ne signale sa précence que par des signes peu nombreux et difficilement perceptibles. C'est donc sur ces signes seuls que nous pourrions nous baser ou sur leurs modifications. En réalité, de toutes les études faites sur ce très spécial sujet, il ne reste qu'une chose d'à peu près certaine, c'est que le fœtus réagit en présence de sensations de froid ou de chaud et qu'il suffit, dans de nombreuses circonstances, de poser la main ou très refroidie ou, au contraire, fortement chauffée, sur le ventre maternel, pour obtenir des mouvements fœtaux.

Il resterait à savoir, d'ailleurs, si c'est bien la sensation calorique qui agit sur l'enfant et non simplement une action de contact, car il paraît, d'une part, assez extraordinaire qu'une différence de température en réalité aussi minime, puisse traverser les parois de l'abdomen et celles de la matrice et conserver encore assez de force pour influencer le petit être au milieu du liquide dans lequel il est inclus, et, d'autre part, on peut penser que cette impression thermique provoque simplement des contractions du muscle utérin qui, se transmettant de proche en proche au fœtus, agissent sur lui et font naître ses mouvements.

La psychologie intra-utérine, donc, n'existe pas ou se réduit à des notions non seulement très restreintes, mais encore assez vagues.

*
* *

Mais l'enfant naît et, dès les premières secondes de son existence, un fait doit nous frapper, c'est sa débilité.

On a coutume de comparer l'enfant des premiers mois à un petit animal. Cette notion est fausse, et elle l'est en ce sens que l'enfant qui naît est, en réalité, très inférieur à l'animal à la même époque. Il suffit de voir un jeune poulet à son éclosion pour comprendre en quoi ce petit humain lui est inférieur. Cette nudité absolue, ces gestes sans règle et sans effet, ces cris sans rapports avec rien, semble-t-il, tout indique un être d'un développement psychique des plus rudimentaires et c'est là, en effet, que réside la particularité intellectuelle de l'homme que, partant de si bas au point de vue psychique, il puisse arriver aussi haut, à ce développement qui n'a pas d'égal dans le reste de la nature.

Mais, cette particularité mise à part, il est évident que la psychologie de l'enfant nouveau-né réside essentiellement dans deux ordres de phénomènes qui n'ont aucun rapport avec l'intelligence proprement dite, des instincts et des réflexes. En résumé l'enfant nouveau-né est, suivant l'heureuse expression de Virchow, un être purement *spinal*.

M. Compayré à très bien décrit la période de crise qu'est pour l'enfant la naissance. Il suffit, en effet, de réfléchir à tout ce que cette venue au monde représente pour lui de changements, pour comprendre dans quel état d'infériorité le place cet ensemble de modifications non seulement considérables, mais encore d'une brusquerie extrême. Ce sont des organes qui fonctionnent pour la première fois, ou qui fonctionnent subitement de façon différente, une respiration, une circulation, une hématose en un mot qui s'accomplissent d'une manière absolument distincte de ce qui se passait en lui auparavant. Ce sont surtout des sensations multiples et nouvelles qui viennent l'assaillir de toute part et cet ensemble de changements et de nouveautés font de lui un pauvre jouet du monde extérieur brutal et sans égard pour sa fragilité.

Il est donc bien naturel que les premières manifestations vitales de ce nouveau-né soient des réflexes, c'est-à-dire des réactions mécaniques aux impressions extérieures. De cet ordre sont les cris et les mouvements provoqués.

Le cri de l'enfant, chacun sait que c'est la première façon dont il manifeste sa présence et que, à peine sorti de l'organisme maternel, dépendant encore de lui par un lien fragile, l'enfant crie. Que ce cri soit un réflexe, nous n'en pouvons douter, et il est certain que la conscience n'a aucune part à cette première manifestation. Le bien naturel sentimentalisme des mères peut seul leur faire croire que l'enfant souffre et nous fait, par ces cris, part de sa souffrance. Rien n'est moins exact, et, n'aurions nous pas pour en être sûr notre raisonnement appuyé sur des phénomènes semblables comme les mouvements que la moindre impression produit chez cet enfant même, que nous en aurions une preuve irréfutable dans ce fait cité par Lallemand d'un anencéphale, c'est-à-dire d'un enfant absolument dépourvu de cerveau, criant dès sa naissance comme un nouveau-né normal.

Mais, malgré l'opinion courante, le cri n'est peut-être pas le premier réflexe de l'enfant ou tout au moins peut-on, auparavant, en provoquer d'autres. C'est ainsi que M. Preyer a provoqué le réflexe de la succion chez un enfant en posant l'extrémité de son doigt sur ses lèvres alors que la tête seule de cet enfant était née, si l'on peut ainsi parler. En réalité tout réflexe peut être provoqué sur une partie quelconque de l'enfant exposée aux sensations extérieures, et si le cri est le premier que l'on signale, c'est que l'on n'a pas cru devoir en provoquer d'autres ou même que ceux qui se sont déjà produits ont passé inaperçus.

Quant à l'agent qui provoque les premiers réflexes, cris ou mouvements, il est probable qu'il n'est pas unique. Les contacts, quels qu'ils soient, auxquels est exposé le nouveau-né font partie d'un ensemble d'excitants qui sont éminemment provocateurs de réflexes. On peut admettre en outre que l'un des rôles principaux revient dans cette manifestation à l'action de la température, si l'on pense que le nouveau-né, accoutumé jusqu'alors a une température de 37° au minimum, est subitement plongé dans un milieu où cette température est inférieure de plus de dix degrés à celle qu'il subissait jusqu'à cette minute

Ces excitations venues de l'extérieur vont donc provoquer comme premiers réflexes les cris et les mouvements. Il est inutile d'insister sur ces derniers qui sont analogues en nature aux cris, lesquels ne sont que des mouvements d'un organe spécial. Il serait non moins superflu, semble-t-il, de s'étendre sur ce fait que les contacts voulus par nous sont tout aussi suceptibles de les provoquer que les sensations dues au milieu. C'est une vérité de raisonnement que l'expérience facile se charge de démontrer.

En même temps que les réflexes se montrent les mouvements instinctifs, parmi lesquels un des premiers, comme chacun le sait, est l'instinct de succion. A la vérité il semble assez difficile de démêler dans l'acte de téter accompli par l'enfant dès les premiers moments de son existence la part qui revient au réflexe et celle qui revient à l'instinct. Il semble cependant bien que ce dernier y prenne une part active, étant donnés les mouvements de succion spontanée que montre souvent le nouveau-né en dehors de toute excitation de ses lèvres, mouvements de succion dans le vide, pourrait-on dire. Un peu plus tard, on pourra voir l'enfant refaire ce mouvement chaque fois qu'on lui fera reprendre la position dans laquelle on lui aura donné le sein ou le biberon la première fois. Il y a là, à n'en pas douter, pour continuer une comparaison ébauchée plus haut, un instinct comparable à celui du poussin qui, dès les premières heures après l'éclosion, prendra la pâtée présentée même sans contact ou même picorera le grain de mil rencontré. Mais il n'est pas douteux non plus que dans cette toute première vie de l'enfant, les réflexes ne prennent la part prépondérante et que ce ne soit à eux que la plupart de ses manifestations doivent être rapportées.

En dehors de ces instincts et de ces réflexes, l'enfant se livre encore pendant les premiers jours, à des mouvements qui ne paraissent sous la dépendance ni des uns ni des autres. Ce sont des mouvements automatiques, sans rapport avec l'intensité ou même la présence d'excitations quelconques. L'enfant placé sur sur le lit où il vient de naître agite ses membres, notamment, de façon désordonnée sans que nous puissions y voir une véritable réaction à des agents extérieurs. Il semble qu'il y ait là comme un emploi sans règle de forces restées jusqu'à présent sans emploi et peut-être analogue aux mouvements intra-utérins qui paraissent bien spontanés. Ces mouvements sont seulement rendus plus amples et plus complets par l'étendue d'espace dans laquelle ils peuvent se produire. En tout cas leur dérèglement indique bien une fois de plus que la partie cérébrale du système nerveux ne prend aucune part à la vie psychique du nouveau-né pendant les heures qui suivent ce que l'on a coutume de nommer son « entrée dans le monde ».

III

LE DÉVELOPPEMENT DES SENS

Nous venons de voir les premières réactions, automatiques et souvent mal définies, auxquelles obéit le nouveau-né. Peu à peu, par le développement des sens, ces réactions vont se préciser, se limiter et devenir de plus en plus semblables à celles que ressent l'homme à son plein développement et qui sont symptomatiques des relations qu'il entretient avec le monde extérieur, de la façon dont celui-ci agit sur lui et de celle dont l'homme à son tour prend conscience de ce qui l'entoure et réagit sur son milieu. C'est dans cette étude que nous verrons le mieux ce que nous avons déjà exposé, à savoir combien désarmé est l'homme à sa naissance par rapport à ce milieu et combien son point de départ est voisin de rien. Dans les premières heures de son existence, l'homme a des organes sensoriels, cela est incontestable, mais ces organes ne fonctionnent pas encore et il n'a pas, à proprement parler, de sens.

1. — La Vue.

Le nouveau-né est aveugle ou peu s'en faut. Porté devant une fenêtre ou devant une lumière artificielle vive, il ne donne qu'au bout de quelques heures signe qu'il ressent une action lumineuse. Ce premier signe est d'ailleurs un signe défensif, c'est encore un réflexe, celui qui fait fermer les paupières pour voiler les yeux. Ce clignement ne s'effectue, bien entendu, que si les yeux sont ouverts, et l'enfant n'ouvre guère les yeux que quelques heures après sa naissance, quoique cette date soit très variable et que quelques nouveau-nés aient les yeux ouverts dès les premières minutes. D'ailleurs cette photophobie congénitale fait que l'enfant n'ouvre que rarement les yeux au grand jour. Il préfère la lumière très atténuée du crépuscule ou de la chambre très faiblement éclairée par une lumière artificielle placée loin de lui. Cette photophobie dure assez longtemps, puisqu'elle ne cesse guère avant la fin de la deuxième semaine, et c'est alors seulement que les yeux, supportant ce qui jusqu'à ce moment leur était souffrance, commencent véritablement à recevoir les impressions lumineuses. Ce ne sont encore, bien naturellement, que des impressions très vagues, une notion simple du clair et de l'obscur, notion que l'on pourrait d'ailleurs soutenir exister déjà pendant la période photophobique, puisque ce serait elle au fond qui déterminerait la mise en jeu du réflexe défensif des paupières dont nous avons parlé.

La principale caractéristique du regard chez le nouveau-né est certainement, à cette époque, le vague de ce regard et l'incoordination des yeux. Les yeux de l'homme fonctionnent en effet de façon pour ainsi dire sympathique, leurs mouvements étant toujours coordonnés. Chez le nouveau-né, au contraire, pendant quatre ou cinq jours, les yeux fonctionnent indépendamment l'un de l'autre et même, ainsi que l'a remarqué Preyer, ils se meuvent parfois dans un sens opposé au mouvement de la tête elle-même. Il en résulte, dans le regard du tout petit enfant, un manque de régularité absolu qu'accroît encore le strabisme convergent auquel il est si sujet. Ce strabisme, qui persiste parfois fort longtemps, est dû, à une époque plus tardive, à la tendance fréquente de l'enfant à regarder des objets trop rapprochés dont il n'apprécie pas la distance. Peut-être tient-il aussi, comme l'on dit certains, à ce que le nouveau-né, impressionné par la lumière de façon désagréable, cherche à cacher ses yeux dans la partie la plus abritée de l'orbite, contre sa paroi interne.

Une fois cette incoordination disparue, c'est-à-dire, comme nous l'avons vu, vers la fin de la première semaine, le regard de l'enfant devient plus régulier, plus semblable à ce que nous connaissons, mais l'enfant ne regarde pas encore, à proprement parler. Le regard n'est vraiment droit que vers le dixième jour et ce n'est que plus tard encore qu'il fixera, pendant un temps d'ailleurs toujours très court, un point brillant, une lumière, la fenêtre par où le jour lui arrive. Etant donné en effet, le faible développement de la vue à cette époque, c'est vers les objets les plus violemment lumineux que le nouveau-né tournera son regard, car, dans le milieu pour lui uniformément éclairé qui l'entoure, ce point lumineux fera une tache vigoureuse, seule capable d'attirer son attention.

A partir de ce moment, la vue s'installe par degrés auxquels il est véritablement impossible d'assigner une évolution date par date, d'autant que, pour les organes des sens comme pour tout l'organisme, il y a des différences très grandes entre deux enfants considérés. Mais on verra chez tous la perception lumineuse devenir de plus en plus exacte et définie en ce sens que les impressions violentes ne seront plus les seules à être perçues et l'attention de l'enfant se portera de plus en plus vers des objets qui, à un titre quelconque, l'intéresseront, quel que soit leur degré d'éclairage par rapport au reste des objets accessibles à son regard. L'étude de la vue chez l'enfant n'est plus, à dater de ce moment, que celle d'une évolution régulière et progressive, œuvre de patience plus que de perspicacité pour qui voudrait la suivre jour par jour.

Les renseignements visuels deviennent ainsi pour l'enfant une source de connaissances progressives qui lui font apprécier tour à tour l'existence de la lumière, puis celle des objets et des personnes et enfin les autres rapports, ceux de contact par exemple, qu'il peut avoir avec ces objets. Il est d'ailleurs remarquable que la notion de distance est une de celles que l'enfant met le plus de temps à acquérir. Il suffit de considérer un jeune enfant qui s'efforce de saisir un objet pour se rendre compte de l'inexactitude étonnante de ses connaissances à cet égard. Vingt fois et plus sa main passera devant cet objet ou à côté sans qu'il corrige ce que son geste a de défecteux, et cela non seulement pendant les premiers mois, mais souvent pendant un temps beaucoup plus long. Une autre notion suit l'évolution de celle-ci et sa lenteur, c'est celle de l'épaisseur des objets que l'on peut d'ailleurs considérer comme liée étroitement à l'idée de distance, puisque l'évaluation d'une épaisseur n'est autre chose que la notion de la distance qui existe entre deux points extrêmes de l'objet. C'est ainsi que l'enfant, même après bien des mois, s'obstinera à vouloir saisir des dessins qui n'ont aucun relief et s'irritera au plus haut point de ne le pouvoir faire.

Il est plus difficile de savoir quelles sont les premières couleurs dont l'enfant ait conscience. Nous savons seulement, après les patientes recherches de quelques observateurs, que le rouge et le jaune sont les premières que l'enfant nomme correctement, à l'époque ou l'acquisition du langage lui a permis de faire part de ses impressions. Il est bien probable que ce sont également les premières perçues, car ce sont celles qui donnent les impressions lumineuses les plus intenses et que les perceptions colorées de l'enfant suivent une échelle de teintes descendantes suivant la règle que nous avons énoncée plus haut pour les impressions lumineuses. Il s'ensuit que ce sont aussi les premières couleurs auxquelles il réagira, et qui paraîtront, quand on les lui présentera, faire sur lui l'impression la plus vive et la plus agréable, impression qu'il traduira, suivant l'âge, par certains cris ou certains gestes auxquels son entourage ne se trompera pas.

2. — L'Ouïe.

Nous nous sommes étendu un peu longuement sur la naissance et le développement de la vision parce que, d'une part, c'est un des sens que l'on suit le plus communément chez l'enfant et d'autre part, sa complexité même et l'intérêt qui s'y attache peuvent en faire le type de l'évolution sensorielle. Nous serons notablement plus bref sur les autres sens.

Nous avons vu que le nouveau-né était aveugle, il est également sourd. Preyer a fait remarquer, avec juste raison, qu'il y avait à cela une cause physiologique normale, c'est le temps que doit mettre l'appareil auriculaire à se remplir de l'air nécessaire à la transmission des sons. Mais cette cause cesse avec une grande rapidité et la surdité du nouveau-né persiste bien au-delà. Dès les premiers jours cependant, l'enfant réagit aux impressions sonores vigoureuses et comme elles lui sont évidemment désagréables, il y réagit suivant un réflexe qui est identique au réflexe défensif de l'appareil visuel, c'est-à-dire par le clignement des yeux. Encore faut-il que l'impression subie soit non seulement forte, mais encore brusque et un son progressivement croissant jusqu'à devenir très violent n'amènerait pas ce réflexe. Vers le quatrième ou le cinquième jour la surdité est absolument disparue. A partir de ce moment, on pourra suivre l'évolution de l'ouïe comme on suit celle de la vision et faire des remarques analogues pour les deux appareils sensoriels, à savoir que les premières impressions perçues sont les plus vigoureuses et que cette perception suit une gamme décroissante jusqu'aux sons les plus doux et les plus ténus qui sont les derniers à impressionner cet appareil.

Quant à la qualité du son, elle fait sur l'enfant peu d'impression. Il est cependant de très longs mois absolument indifférent au plus ou moins de musicalité de l'impression ressentie et n'exprime pas plus de plaisir à entendre un accord parfaitement consonnant qu'un bruit quelconque d'une dissonnance indéniable.

Il n'en est pas moins vrai que, dès les premières semaines, l'enfant est sensible au chant, mais il est constant que le bruit seul l'en intéresse et aussi le rythme qui entre pour une très large part dans l'agrément que lui donnent les sons entendus. Les faits journellement observables d'enfants consolés par un chant bien rythmé comme une marche ou endormis par le mouvement traînant d'une berceuse sont à ce sujet des plus caractéristiques.

Le goût très précoce de certains enfants pour la musique considérée en tant que bruit agréable et consonnant relève d'anomalies plus ou moins marquées qui, poussées à l'excès, donnent les enfants prodiges mais qui peuvent présenter tous les degrés.

3. — Le Goût et l'Odorat.

L'odorat n'est pas mieux partagé que les autres sens chez le nouveau-né et demande, comme eux, un temps relativement assez long pour être réellement impressionné. Pendant presque une année, quelquefois plus, rarement moins, les impressions douces et agréables ne sont pas perçues par l'enfant. On peut lui présenter la fleur la mieux odorante sans qu'il paraisse en sentir le parfum. Il se contente de la regarder si elle offre des couleurs agréables ou tout au moins vives; il la portera à ses lèvres, mais, si on la place sous ses narines, il n'en manifestera aucun plaisir. Là aussi, d'ailleurs, il semble bien que les impressions sensorielles suivent une loi commune qui mette l'enfant en état de réceptivité plus grande et surtout plus précoce pour les désagréables. C'est ainsi qu'un observateur a remarqué qu'une petite fille de huit heures manifestait de la répulsion pour le sein de sa mère enduit de pétrole tandis qu'elle prenait avec plaisir l'autre sein exempt de mauvaises odeurs.

Le goût suit, tout naturellement, l'évolution de l'odorat, du moins pour les substances parfumées dans l'appréciation desquelles ce dernier joue le rôle principal. Quant aux substances salées ou sucrées, l'enfant y réagit assez rapidement. Chacun sait, en effet l'impression désagréable que procure aux enfants le sel du baptême catholique, placé sur la langue. Personne n'ignore, par contre, le goût naturel des enfants pour les substances sucrées. Le lait du sein ou du biberon pourrait être pris ici comme exemple, mais il semble bien qu'il y ait là un fait beaucoup plus complexe qu'il ne paraîtrait au premier abord. Au lait de la tétée s'attache, à n'en pas douter, surtout une association d'idées entre l'acte de téter, la couleur blanche du lait (dans le biberon) et la cessation de cette sensation désagréable qu'est la faim. L'enfant désire son biberon parce que ce qu'il contient changera immédiatement cette impression désagréable de faim en celle infiniment préférable de plénitude.

Ce qui prouve bien, en tout cas, que le goût lui-même ou du moins les finesses du goût entrent pour peu de chose dans ce désir de la tétée, c'est la facilité avec laquelle la plupart des enfants acceptent le changement de lait sans manifester aucune répugnance pour un goût notablement différent. A peine peut-il y avoir une exception à cette règle pour certains laits trop odorants et d'odeur relativement désagréable tels que le lait de chèvre. Encore beaucoup d'enfants ne font-ils aucune difficulté pour l'accepter. Une autre preuve du même genre ressort de la facilité avec laquelle, dans le traitement des gastro-entérites du premier âge, on fait accepter à l'enfant l'eau sucrée et même pure par laquelle on remplace le lait pendant les premiers jours ou le bouillon de légumes que l'on fait succéder à l'eau et dont le goût ne rappelle aucunement celui du lait. A plus forte raison pourrait-on invoquer le fait que, dans un certain nombre de maladies des nourrissons, on peut facilement leur faire absorber, dans leur lait, des médicaments dont le goût spécial semblerait devoir leur répugner.

4. — Le Toucher.

Le toucher est, évidemment, de tous les sens, celui dont l'apparition chez l'enfant est la plus précoce. Les réflexes dont nous avons vu que le nouveau né était le siège dès les premiers instant de son existence relèvent en effet du tact et nous savons qu'ils se produisent quand on touche un point à peu près quelconque du revêtement cutané ou muqueux. Déjà, néanmoins, à cette époque, il est certaines régions de ce revêtement qui sont plus sensibles que d'autres et de cet ordre sont les muqueuses et principalement la muqueuse des lèvres et celle de la langue qui donnent lieu de façon constante au réflexe de succion.

Le toucher lingual, si précoce chez le petit enfant est l'un de ceux qui donnent les impressions les plus vives et auxquels l'enfant a le plus volontiers recours. On peut dire que l'enfant touche de préférence avec sa langue pendant une grande partie de cette première période de son existence que nous étudions ici. Tout ce qu'il prend, tout ce qu'on lui fait tenir, tout ce qu'on lui présente est immédiatement porté à sa bouche et mis en conctact avec sa langue et avec ses lèvres. C'est de cette façon, semble-t-il, qu'il préfère se rendre compte de la nature des objets, et nous avons vu plus haut que le goût ne doit avoir qu'une part très restreinte dans cet acte, si du moins il entre en jeu. L'enfant a facilement la langue tirée hors de la bouche dès qu'un objet quelconque est approché de lui. Il est indéniable, d'ailleurs, que tout objet ou à peu près, mis en contact avec la muqueuse de la bouche, des lèvres, de la langue, excite et suscite aussitôt le réflexe de succion. Cet instinct se perpétue chez l'enfant avec une constance quelquefois regrettable, et c'est à cette permanence que l'on doit la manie de certains enfants de sucer leurs doigts, manie qui peut se perpétuer pendant plusieurs années.

Le toucher manuel, moins précoce que le toucher lingual, n'existe réellement que lorsque la vue est suffisamment développée. Déjà, cependant, avant cette époque, on peut se rendre compte de l'existence d'un toucher au moins rudimentaire. Lorsqu'on caresse ou chatouille la paume de la main d'un enfant, on met en jeu dès les premiers jours un réflexe qui lui fait fermer les doigts ou, à tout le moins, les agiter. Plus tard, la main de l'enfant ainsi excitée prendra l'objet mis en contact avec elle ou du moins se fermera sur lui. Plus tard encore, à l'époque où l'enfant voit bien les objets, c'est lui-même qui mettra en œuvre son sens tactile en prenant les objets qu'il rencontre des yeux ou en promenant sa main à leur surface.

A cette époque, c'est-à-dire vers le sixième mois, l'enfant veut prendre tout ce qu'il voit, même, comme nous l'avons dit, les choses les moins préhensibles. Mais la plupart du temps, il ne prend volontiers que celles dont il a l'habitude, c'est à dire qui ont été les premières dont il ait pris conscience. Les autres lui inspirent, semble-t-il, une sorte de crainte, il a besoin de les connaître avant de s'en emparer et ce n'est qu'avec une certaine insistance qu'on arrive à les lui faire saisir, après bien des hésitations.

L'objet une fois saisi (et, naturellement, porté à la bouche) il est fréquent de voir l'enfant l'abandonner immédiatement. Dans un certain nombre de cas, l'objet est quitté pour un autre ou plus habituel ou plus attrayant, par sa coloration, par exemple. Mais dans les autres cas, il est abandonné simplement parce que les sensations de l'enfant n'ont pas de durée. Il semble que la notion tactile soit épuisée en un laps de temps très court : l'enfant ne lâche pas à proprement parler ce qu'il tient, il ouvre simplement les doigts comme si ces doigts ne tenaient rien.

Le toucher se reconnaît plus tardivement au membre inférieur qu'au supérieur et le contact de la plante des pieds, par exemple, si sensible chez l'adulte, reste longtemps très obscur chez le petit enfant. Il en est de même, et a un degré supérieur même, du contact des autres parties du corps qui restent assez longtemps insensibles.

A côté de ces sensations de pur contact, il faut introduire les notions thermiques qui relèvent du même processus et jouent un rôle considérable dans les premiers mois de l'existence. Nous avons vu que c'étaient elles, très probablement, qui étaient les principales excitatrices des réflexes des premières heures. Ce sont elles aussi qui, ressenties très vivement par l'enfant, amèneront chez lui les premières manifestations de bien être ou de déplaisir. Le froid est apprécié par l'enfant de très bonne heure et c'est lui qui le fera crier lors des changements de couches souillées ou lors des toilettes si celles-ci sont faites à une température trop basse. Il en serait d'ailleurs de même de la chaleur douce, tempérée, du bain, de la tiédeur du berceau qui causent indubitablement une sensation agréable qu'il manifeste par le calme qui suit les cris ou par le sommeil tranquille qu'elles amènent.

Les sensations désagréables de piqûre ou

de pincement sont également de celles que l'enfant ressent de bonne heure et qui amènent chez lui des réactions vives. On sait en effet que l'on recommande à juste titre aux mères ou aux nourrices dont l'enfant crie sans cause appréciable de démaillotter complètement le petit être dont les cris sont souvent provoqués par une épingle mal placée ou par un pli trop dur de ses vêtements.

En résumé, nous voyons que le toucher est l'un des premiers sens qui se montrent chez l'enfant et que c'est également celui dont les subtilités sont le plus rapidement perçues par lui.

IV

LA MARCHE ET LE LANGAGE

1. — La marche.

La marche n'est, en réalité, que l'utilisation de mouvements jusqu'alors sans portée et la coordination de gestes sans règle.

L'enfant, nous l'avons dit plus haut, agite ses membres dès les premiers moments de son existence, il les agite automatiquement comme si quelque activité spontanée avait à se dépenser au dehors, activité dont les cris, du moins ceux qui ne paraissent pas sous l'influence réflexe d'une excitation extérieure, seraient des manifestations au même titre que les mouvements. Plus tard les gestes se précisent et s'exécutent de façon plus coordonnée sinon plus réfléchie. L'agitation des bras est la première à se manifester mais les membres inférieurs prennent rapidement part à cet ensemble de mouvements. L'agitation de ces membres est pour l'enfant une des façons les plus habituelles de témoigner sa joie ou son mécontentement et l'on peut dire que, pendant toute une longue période des premiers mois, les membres inférieurs et les supérieurs sont agitées de façon sympathique sans que, dans ces manifestations, les uns aient une part prépondérante.

La marche, d'ailleurs, ou, pour parler plus exactement, la progression à terre emprunte ses mouvements nécessaires aux bras comme aux jambes, au début, et l'enfant progresse, suivant l'expression courante, à quatre pattes bien avant que de marcher. Cette progression toute instinctive est une excellente préparation à la marche telle qu'elle devra être pratiquée plus tard et ce genre d'exercice est à recommander plutôt qu'à défendre. L'enfant s'y fait, en effet, une éducation motrice qui lui est indispensable et qui sera ainsi considérablement réduite lorsqu'il lui faudra apprendre à marcher correctement, en station bipède.

Considérons en effet l'enfant mis à terre dans cette position dite à quatre pattes. Quelque chose l'attire, qui, placé loin de lui, exige pour être touché, une progression sur le sol. Dans l'ensemble des mouvements qu'il a, jusqu'ici, éxécutés de façon inconsidérée, il lui faudra choisir (sans que cela naturellement suppose un raisonnement aussi compliqué que celui que nous exposons ici, mais au contraire de façon instinctive) ceux qui peuvent servir à atteindre le but visé, c'est-à-dire à progresser à la surface du sol. Il lui faut au contraire, éliminer ceux qui lui sont inutiles et, par cela même, deviendraient gênants et lui causeraient des obstacles.

Plus tard, si l'on veut faire marcher l'enfant dans la station bipède, le même choix lui sera nécessaire. Tenu sous les bras, par exemple, et les pieds posés à terre, le bébé commence par agiter ses membres inférieurs de façon incoordonnée, ataxique, pour ainsi dire, et ce n'est que peu à peu que l'élection des mouvements utiles se fait et la distinction de ceux-ci d'avec les mouvements superflus.

A ce moment, un autre facteur entre en scène, le sens de l'équilibre dont l'enfant doit alors faire l'acquisition. Ce sens de l'équilibre est instinctif au premier chef, ainsi que les mouvements secondaires qui en sont le corollaire, tel le mouvement des mains portées en avant aussitôt cet équilibre rompu et qui évite aux enfants les risques des chutes qu'ils font à tout instant de cette éducation nouvelle, tel encore l'écartement des jambes qui donne à l'enfant une base de sustentation plus large.

Cette éducation de la marche ne se fait certes pas, de la part de l'enfant, sans une certaine appréhension. La peur du néophyte, quand il n'est pas soutenu, est manifeste. Il la traduit à la fois par des tremblements des membres, par une certaine incertitude dans la station debout et par de petits cris angoissés. Ce n'est que peu à peu, quand il aura vu plusieurs tentatives couronnées de succès, qu'il prendra confiance en lui-même et marchera délibérément. A cette époque, la confiance amènera alors l'excès contraire et l'enfant qui ne voulait pas, par appréhension, faire les premiers pas, s'élancera avec une vigueur et une rapidité qui l'amèneront souvent à la chute que ses hésitations lui montraient comme possible. Tout ce cortège craintif ne peut se montrer, évidemment, que lorsque une chute sera déjà intervenue. Jusqu'à la première chute, l'enfant ne sait pas qu'elle est possible et par conséquent ne la redoute pas.

En résumé toute cette éducation de la marche est purement instinctive. Le raisonnement de l'enfant n'y prend que la part très restreinte que nous avons vue. Quant à l'imitation, il ne semble pas qu'elle puisse entrer en ligne de compte. Le seul élément étranger à l'instinct est le soutien apporté par l'éducateur lors des premiers pas et dont les résultats principaux sont de faire prendre conscience par l'enfant de la station bipède qu'il ne connaît pas jusqu'alors et de lui donner une assurance de début qui cessera d'ailleurs en même temps que le soutien pour ne reparaître qu'un certain temps après quand l'acquisition du sens de l'équilibre sera chose définitive. La marche est un instinct mis en œuvre et aidé par l'éducation.

2. — Le langage.

Le langage articulé, qui est peut-être la plus importante acquisition de l'homme, est précédé chez l'enfant par le langage mimé et par les cris dont le langage n'est qu'une modification lente et compliquée.

L'enfant met en jeu le langage mimé contemporainement aux cris qui l'ont, auparavant, précédé. C'est au moyen de ce langage mimé qu'il fait part de ses premières joies, de ses premières peines, de ses premiers désirs. Les bras, les jambes, prennent part à cette mimique qui exprime si bien les différentes sensations ressentis par le nouveau-né. Leur agitation joyeuse ou leurs mouvements saccadés accompagnent les pleurs ou le rire dont ils forment l'indispensable complément et le joli mouvement des bras tendus vers l'objet désiré est compris dès ses premières ébauches. Tout au début, alors que l'enfant n'a pas encore coordonné suffisamment ses mouvements pour les appliquer de façon diverse à ses diverses émotions, les yeux sont surtout le siège de la mimique nécessaire, et l'on sait que, chez le tout petit enfant, les yeux grands ouverts expriment la joie et le bien être tandis que la contraction des sourcils nous fait part de ses craintes, de ses anxiétés, de ses désillusions ou de ses colères.

Réflexes, automatiques, spontanés, conscients, tels sont les degrés qualitatifs que Pérez reconnaît aux cris de l'enfant. Si nous nous reportons à ce que nous disions plus haut, nous verrons que c'est exactement la progression des qualités que nous avons attribuées aux mouvements. Nous ne reviendrons pas sur ce que nous savons déjà des cris réflexes ou automatiques, nous avons suffisamment parlé de ces manifestations et de leur analogie avec les mouvements.

Les cris spontanés n'ont avec les cris automatiques qu'une ressemblance, c'est qu'ils ne s'appliquent à aucun sentiment bien défini. C'est un ramage plutôt qu'un langage et cela constitue ce que l'on a nommé le gazouillis du petit enfant. De ce qu'il ne le fait entendre que dans le calme et le contentement, on pourrait inférer néanmoins que ces sons spontanément émis sont l'expression de sensations heureuses, mais on peut également se demander si ce ne sont pas les cris eux-mêmes qui amènent cet état de bien être, car il semble bien que l'enfant s'en amuse et ait plaisir à les émettre. Quoique il y ait, en réalité, peu de chose de défini dans cette succession de sons, l'enfant ne tarde pas à différencier dans cet ensemble un certain nombre de cris auxquels il revient plus volontiers et qui paraissent lui plaire tout particulièrement. Ce choix est d'ailleurs très différent suivant les enfants considérés et ne reste pas même exclusif pour chacun d'eux. Dès que le petit être a rencontré de façon fortuite un amusement sonore qui lui cause un plaisir plus grand que les précédents, il s'y tient, abandonnant les autres, jusqu'à ce qu'un nouveau son devienne à son tour le préféré. Et c'est là ce qui fait la distinction entre ces cris spontanés et choisis et les premiers cris inconscients. C'est là, à n'en pas douter, une ébauche de langage et de langage personnel, car l'enfant arrive assez rapidement à appliquer de lui-même ces sons qui lui sont agréables aux sensations qui lui agréent le plus.

Cette ébauche de langage ne résistera pas pendant les périodes suivantes ou du moins elle se modifiera par l'acquisition de sons nouveaux qui amèneront peu à peu au langage véritable lequel est surtout une imitation.

Que l'imitation joue le principal rôle dans cette éducation du langage, il est impossible d'en douter. Des expériences nombreuses et des faits d'observation courante sont là pour nous le prouver.

Le expériences complètes sur l'homme n'ont pas été, que nous sachions, tentées, mais on connaît le résultat de celles faites sur les animaux et notamment sur les oiseaux. Ceux-ci, conservés en cage loin de tout autre animal de leur espèce n'acquièrent pas le chant qui est spécial à cette espèce. Il sont un chant particulier, beaucoup moins riche, mais ne connaissent pas la succession de sons qui distingue leurs congénères. On pourrait d'ailleurs tirer un argument du même genre de ce fait que les enfants séquestrés dès leur plus jeune âge ne possèdent qu'un langage extrêmement restreint et même que les personnes adultes mises dans les mêmes cruelles conditions d'isolement paraissent oublier peu à peu ce qu'elles connaissaient du langage courant.

Mais cette imitation chez l'enfant reste évidemment dans les limites des sons dont il a acquis la connaissance et qu'il est à même d'émettre. Or son alphabet ne s'augmente que lentement, alphabet phonétique, s'entend, et suit dans son accroissement un ordre à peu près toujours le même.

L'enfant qui commence à articuler quelques sons ne connaît tout d'abord que les voyelles. Il serait, nous semble-t-il, quelque peu puéril de vouloir définir exactement quelle est la voyelle de début et dans quel ordre les autres viennent se ranger dans le vocabulaire infantile. Mais on peut admettre que l'*e* et l'*a*, avec toutes les inflexions que l'on peut leur donner, sont celles qui sont prononcées les premières. L'enfant reste assez longtemps sur cette acquisition de début et sa voix sait, avec ces seuls sons, et étant donnée sa grande flexibilité, composer des « phrases » de sons qui paraissent assez différentes les unes des autres. Cette variété augmentera naturellement dans des proportions assez considérables quand l'enfant connaîtra non plus une ou deux voyelles, mais toutes.

Aux voyelles viennent se joindre les consonnes dont les premières acquises sont les labiales que l'on a nommées avec raison, en ce qui concerne ce développement du langage, les explosives. Nous voulons parler des lettres *b* et *p* qui sont les premières jointes aux voyelles déjà connues et que suit très rapidement l'*m*. La résistance opposée par les lèvres à la sortie des sons est, à n'en pas douter, l'origine de cette acquisition des premières consonnes. Maintenant l'éducation et l'imitation vont intervenir dans le développement du langage.

Les premiers mots que prononce l'enfant ou, pour parler plus exactement, les premiers sons composés qu'il émet sont, tout naturellement, des monosyllabes que représentaient déjà les voyelles émises isolément. Il ne compliquera que lentement ce langage initial, d'abord en répétant la syllabe déjà prononcée puis en fabriquant des sons de deux syllabes et enfin de plusieurs. C'est la répétition de la syllabe du début qui a donné naissance aux termes de *papa* et de *maman* ainsi qu'à celui de *bébé* que les enfants prononcent assez rapidement dès qu'ils ont commencé à associer les consonnes aux voyelles. Il est à remarquer qu'ici il s'agit d'une imitation rétrograde et que c'est, en réalité, l'enfant qui est l'éducateur des adultes qui lui font prononcer, en y attachant un certain sens, les syllabes que lui même prononcerait les premières étant donné leur composition qui renferme une voyelle et une consonne explosive. L'enfant prononce rapidement ces monosyllabes répétés mais n'y attache que tardivement le sens que les éducateurs veulent y voir et, dès qu'il est en possession du mot *papa*, il l'applique indifféremment non seulement à d'autres personnes qu'à son père, mais encore à des objets inanimés et qui lui font une impression agréable quand, même, il ne le prononce pas sans application aucune, dans ce gazouillis que nous avons décrit et qui paraît, pour lui, un amusement. Aussi voit-on des enfants qui n'ont jamais connu leur père, répéter ce mot de *papa* qui pour eux ne peut avoir aucune application personnelle. On pourrait répéter ce raisonnement pour le disyllabe *maman* qui est plus tardif que le précédent, l'*m* entrant moins précocement dans l'alphabet phonétique de l'enfant.

De même que l'enfant aura prononcé ces mots de papa et maman sans en faire l'application qui seule leur donne de l'intérêt au point de vue du développement de l'intelligence de l'être humain, de même va-t-il répéter sans y attacher aucun sens et sans y voir autre chose qu'un amusement nouveau tous les mots de prononciation facile que l'on voudra lui apprendre. Et non seulement il répètera ces mots par imitation, mais encore il en forgera lui-même d'autres jusqu'à présent inconnus à ses éducateurs et qui montreront la persistance de ce langage spontané dont nous avons parlé précédemment.

Il sera même assez fréquent que ce soit de ces mots forgés par lui-même que l'enfant fasse la première application juste et les enfants sont assez communs qui ont inventé le son plus ou moins compliqué par lequel ils accueillent la venue de leur biberon, par exemple, ce qui constitue évidemment pour eux l'acte le plus important de leur vie courante. Mais petit à petit le vocabulaire se complique et prend un sens, ce qui ne se remarque guère que vers la fin de la première année. C'est à cette époque seulement, chez la grande majorité des enfants, qu'ils commencent à établir un lien de relation entre un objet ou un acte et le mot que l'on leur a répété à satiété depuis des mois en leur faisant voir cet objet ou accomplir cet acte.

Nous ne suivrons pas plus loin le développement du langage chez l'enfant. On comprend, sans qu'il soit besoin d'y insister, comment, le premier rapport établi entre un mot et une chose, les autres puissent suivre avec plus ou moins de rapidité. On verra plus tard s'établir la construction rudimentaire de phrases simples par le rapport entre deux mots et par conséquent deux idées similaires ou artificiellement rapprochées. Le rôle de l'imitation devient ici prépondérant, cette imitation étant parfois le fait des éducateurs qui l'imposent à l'enfant, parfois au contraire le fait de l'enfant lui-même qui imite pour se créer un plaisir nouveau. Mais l'application exacte des vocables aux choses relève, il n'est pas besoin d'y insister, presque exclusivement de l'éducation.

« Le type, a dit Guyau, de la manière dont l'enfant très jeune doit apprendre bien des choses sans se fatiguer, c'est la façon dont il apprend sa langue maternelle, n'écoutant le murmure continu des mots qui retentissent autour de lui que quand il y est disposé, laissant ces mots entrer dans sa tête plutôt qu'il ne les y met, les laissant s'enfoncer comme des clous dans son cerveau par la répétition ». Cette phrase imagée pourra nous servir de résumé pour ce chapitre.

V

PSYCHOLOGIE INFANTILE

Voici maintenant l'enfant en possession de ses sens, organes de relation entre lui et le monde extérieur. Le voici en outre sur la voie de l'acquisition de ces moyens plus perfectionnés de relation qui s'appellent le langage et la marche et qui n'atteindront un développement suffisant que vers la fin de la première année au plus tôt. Voyons maintenant comment il va se comporter vis-à-vis de lui même comme vis-à-vis des êtres et des choses qui l'entourent.

1. — L'Habitude, la Mémoire.

L'enfant est un être régi par l'habitude.

Cette habitude est exclusivement affaire

d'éducation, c'est une acquisition exogène qui existerait certainement mais dans des conditions tout autres si l'éducation ne s'en mêlait pas. Prenons pour exemple l'habitude de téter à heure fixe que l'on donne, en général, si facilement aux petits enfants et qui joue un rôle si important dans l'évolution heureuse de leur santé physique. Pendant les premières heures (de 12 à 24) qui suivent sa naissance, l'enfant ne prend aucune nourriture et n'en a nul besoin. Au bout de ce laps de temps, il boit, soit au sein, soit au biberon et, à partir de ce moment, les éducateurs lui feront prendre l'habitude de boire régulièrement toutes les deux ou trois heures. A ces heures fixes, et avec une régularité extraordinaire, l'enfant se réveillera de la torpeur, du demi-sommeil qui occupe la plus grande partie de son temps et rappellera, par ses cris, que l'échéance est arrivée et le moment venu de lui donner une nouvelle provision alimentaire. A la vérité, il faudra aux parents quelques jours pour arriver à un résultat aussi souhaitable, mais ces quelques jours écoulés, le résultat est acquis, l'habitude est prise.

On insinuera, naturellement, que cette habitude est, en réalité, créée par le besoin, par la sensation de la faim, que les prises de nourriture ont été calculées de telle sorte que la quantité donnée suffit exactement pour la période de temps qui s'écoule entre deux tétées et que c'est là ce qui règle les périodes de calme et de réclamation de l'enfant. Cela pourrait être admis si l'on n'avait pour preuve du contraire, ce qui se passe pendant la nuit. En même temps que l'on habituait l'enfant à téter par exemple toutes les deux heures pendant le jour, on l'accoutumait à ne prendre de nourriture la nuit qu'à intervalles beaucoup plus grands, deux fois, par exemple, entre 10 heures du soir et 5 heures ou 6 heures du matin. Or il est bien évident que le nouveau-né ne connaît pas la nuit, qu'il ne sait pas encore que c'est la partie des vingt-quatre heures que nous avons consacrée au sommeil. Cette notion est remplacée pour lui par l'habitude. Il admettrait tout aussi bien que l'intervalle entre les tétées fût de deux heures pendant la nuit et qu'au contraire il dormît des périodes plus longues pendant la journée. C'est nous, les éducateurs, qui lui créons l'habitude contraire.

Le sommeil, dont nous venons de parler, dans la plupart des cas, nous parvenons également très bien, moyennant le sacrifice de quelques nuits sans repos, à en imposer la régularité à l'enfant, et une preuve en est donnée par ce que l'on obtient dans certaines agglomérations d'enfants, telles que les crèches. Là, les enfants, venus à des âges différents de familles où leurs habitudes étaient également diverses, se plient avec la plus grande facilité à la règle du sommeil à heure fixe, heure qui est souvent bien différente de celle que, chez leurs parents, ils consacraient à ce repos. Rares sont les enfants qui ne peuvent se soumettre a cette règle imposée pour les besoins du service.

Et, pendant que nous sommes sur ce chapitre, signalons les habitudes souvent extraordinaires que l'on peut imposer aux enfants dans les crèches et qui vont si souvent à l'encontre de leurs accoutumances et même de leurs instincts. Je citerai pour exemple l'habitude de se présenter à heure fixe à la garde-robe et d'accomplir leurs besoins avec cette étonnante régularité. Mais il y a mieux. Dans une crèche que j'ai particulièrement étudiée depuis de longues années, la directrice a habitué tous les enfants (ceux là seuls, naturellement, qui ont dépassé un an) à passer devant elle le matin à leur arrivée et à lui montrer, bouche ouverte, leur gorge qu'elle inspecte avec soin pour dépister toute affection de cette région qui pourrait déceler une maladie éventuellement contagieuse. Pour ceux qui savent (et tous les médecins, comme les mères, sont de ce nombre) combien il est difficile d'examiner la gorge d'un enfant, il y a là une preuve frappante de la facilité avec laquelle l'enfant se plie aux habitudes. Nous pourrions multiplier ces exemples mais les précédents nous semblent suffisamment typiques.

La mémoire prend une grande part à l'acquisition de ces habitudes. Il ne peut évidemment y avoir habitude, à proprement parler, que s'il y a souvenir des choses faites auparavant et que l'on répètera dans la suite, mais il s'en faut de beaucoup que, dans les premiers temps de sa vie, tout au moins, l'enfant soit doué d'une mémoire parfaitement consciente et comparable à ce que nous nommerions du même nom chez l'adulte. Pendant les premiers mois, cette mémoire est très rudimentaire et également assez fugace. Ce n'est guère que lors de l'apparition du langage que cette faculté se développera de façon appréciable. Mais si cette mémoire fugace permet l'établissement d'habitudes aussi invétérées que celles que nous avons vu réglementer la vie de l'enfant même à cette époque, c'est que les faits dont il lui faut garder trace se répètent avec une fréquence qui permet, à chaque fois, le renouvellement de la sensation à emmagasiner.

D'ailleurs les associations d'idées et même d'idées où les sens en cause sont divers sont extrêmement faciles et fréquentes chez les enfants. Nous avons vu que l'enfant associait avec la plus grande facilité l'idée de son biberon ou de sa tétée à celle de plénitude et de bien être. C'est ainsi qu'il arrive très rapidement à connaître la bouteille blanche qui va lui apporter d'aussi agréables sensations. De même appréciera-t-il la prise de la position dans laquelle on lui donne généralement le sein. Mais les associations sont parfois plus complexes. On a l'habitude de changer les enfants quelques instants avant de leur donner leur ration de lait. Si par hasard on est obligé de les changer à un autre moment, il n'est pas rare qu'ils soient déçus ensuite par le manque de nourriture, quoique la dernière tétée soit rapprochée et que le besoin n'agisse par conséquent pas, déception dont ils nous font immédiatement part de façon bruyante. Nous pourrions citer de même une petite fille qui ne pouvait admettre qu'on la mît dans sa voiture pour rester en place et dormir, à la campagne et en plein air par exemple; pour elle la voiture rappelait immédiatement l'idée de mouvement et elle tenait à faire partager, par ses cris, son opinion à ceux qui l'entouraient.

Il en résulterait donc que rien ne serait plus difficile que de faire quitter à un enfant une habitude ancienne et cela est vrai pour certaines choses, comme les habitudes déplorables de sucer son pouce ou de se gratter certains points du corps, par exemple, qui sont devenus de véritables tics, c'est à dire des habitudes pathologiques. Pour les autres habitudes, on peut les faire abandonner à la condition de les remplacer par une habitude nouvelle. C'est ainsi qu'on arrive assez aisément à faire varier l'intervalle de temps entre les tétées, entre autres, la quantité de nourriture donnée restant suffisante, naturellement. C'est ainsi également que nous avons vu plus haut que l'on pliait dans les crèches les enfants à des habitudes toutes nouvelles pour eux ou même en opposition avec celles qu'ils avaient précédemment adoptées chez eux.

Après l'acquisition du langage, les habitudes deviennent plus facilement modifiables, même sans remplacement, parce que la mémoire aussi acquiert, de par cette nouvelle manière de communiquer entre les enfants et leur entourage, une nature plus complète et plus efficace. Maintenant qu'aux choses s'appliquent non seulement des idées, mais cette expression concrète de l'idée qu'est le mot, les relations sont grandement facilitées. C'est le moment où la mémoire mérite véritablement ce nom, le moment où, grâce à elle, on peut faire admettre par les enfants des faits ou des idées qu'il eût été jadis absolument impossible de leur faire comprendre.

2. — Plaisirs et Peines.

Les premiers plaisirs et les premières peines ressentis par l'enfant, nous en avons parlé dans la première partie de cet ouvrage. Les uns et les autres sont dûs en effet aux réactions du monde extérieur sur cet être sans défense qu'est le nouveau-né. Le froid, le chaud, avons-nous vu, sont les premiers excitants qui agissent sur la sensibilité de l'enfant, soit dans un sens, soit dans l'autre : l'action du froid lui est éminemment désagréable et, d'autre part, la douce chaleur du berceau ou du bain lui sont une cause de bien-être et de contentement.

Un peu plus tard, lorsque les sens se sont développés, avec, pour quelques uns, la lenteur que nous connaissons, la sensibilité accroît son territoire et les sensations dues à l'excitation de la vue, de l'ouïe, du toucher, du goût viennent s'ajouter à celles que produisait déjà le contact soit thermal soit plus général sur le revêtement cutané. Preyer a fait justement remarquer que, à cette époque, ce qu'il fallait pour provoquer la sensibilité d'un appareil sensoriel infantile, ce n'était pas tant la violence de la sensation que l'étendue du territoire sur lequel elle agit, c'est à dire que, pour le toucher, notamment, il est nécessaire d'agir sur un nombre de terminaisons nerveuses supérieur à celui qu'il serait utile de mettre en jeu chez l'adulte dans les mêmes conditions. A cette époque, nous verrons donc les réactions de plaisir et de peine se manifester lorsque, par exemple, l'œil de l'enfant sera plongé dans la lumière douce qui lui est agréable ou lorsqu'au contraire il sera frappé violemment par un éclat lumineux trop brutal ou trop rapproché. De même nous le verrons manifester sa joie si une substance douce ou sucrée est mise en contact avec ses lèvres ou sa langue et réagir en sens contraire vis à vis des substances salées ou amères.

Plus tard encore, lorsque l'enfant sera véritablement en possession de ses facultés de relation avec le monde extérieur, le champ des sensations capables d'exciter sa joie ou sa peine s'élargira considérablement. Ce seront alors les couleurs vives et joyeuses, les sons agréables, les jouets habituels, les visages connus qui lui seront une cause de satisfaction vive, ce seront au contraire les choses inconnues, les habitudes violées, les impressions sensitives désagréables qui provoqueront son mécontentement ou sa colère. Le tout sans préjudice, naturellement, des sensations de faim ou de soif, de froid ou de trop chaud qui agiront dans le sens de la peine, tandis que leur contraire, la sensation des besoins satisfaits, sera une puissante raison de plaisir.

Comment l'enfant exprime-t-il qu'il ressent ces peines et ces joies?

Tout au début de son existence, nous savons qu'il est exclusivement, ou à peu près, un être réflexe. Nous ne reviendrons pas sur cette question des réactions involontaires, qui sont surtout des réactions de défense comme le clignement des paupières devant une lumière trop vive ou un son trop violent ou des réactions de la motilité comme les mouvements réflexes des membres. Une fois atteinte la période où ces réflexes vont faire place à des mouvements spontanés, nous verrons les cris, qui ont déjà joué un rôle important à la période précédente, prendre une part prépondérante à l'expression des sensations de l'enfant.

Des cris, et des cris seulement. Il est à remarquer, en effet, qu'à cette époque, l'enfant ne nous fait part que de ses impressions désagréables; ce sont elles qu'il exprime par ses cris. Tout au plus, et à une période déjà un peu plus avancée, pourra-t-on surprendre chez lui quelques petits signes de plaisir comme des sortes de grognements doux qu'il fait entendre sous l'influence du bien-être. Mais, à l'ordinaire, ce bien être, ce contentement, nous le reconnaîtrons à un signe négatif, à l'absence de cris c'est à dire à l'absence de sensations désagréables.

Cependant les yeux, comme nous l'avons dit, expriment déjà quelque chose à cette période et l'enfant ne les ouvre et surtout ne les conserve ouverts pendant quelque temps que lorsqu'il est satisfait. De plus, comme nous l'avons vu également, le froncement des sourcils se fait déjà voir à la même époque. Il indique déjà ce qu'il indiquera plus tard, c'est à dire une impression fâcheuse. C'est par ce froncement, également, que commencent les crises de larmes de l'enfant.

Mais c'est surtout à la période suivante que vont prendre toute leur importance la plus grande partie des signes que nous venons de passer en revue, c'est à dire à la période de pleine possession des facultés de relation, et à celle où la parole commence à être utilisée, sans qu'elle soit autre chose qu'un langage rudimentaire tout en onomatopées et en voyelles.

Nous aurons alors affaire, chez l'enfant, à un mélange expressif des gestes qui constituent encore pour lui, en tant que langage mimé, un moyen de communication des plus importants et des cris et des paroles qui viennent ajouter leur expressivité à celle des gestes, en y introduisant un élément de variété et une souplesse d'expression que les gestes n'ont pas encore. C'est ainsi que, pour faire partager sa joie, l'enfant agite ses bras et ses pieds d'une façon quelque peu désordonnée et qui est cependant bien différenciable de la manière dont il les agite au contraire dans la colère. Il y joint cette multitude de petits cris, de sons doux et joyeux qui constituent ce que nous avons appelé son gazouillis et qui parle si bien au cœur des mères. D'autre part interviennent les cris perçants et aigus par lesquels l'enfant exprime ses sensations désagréables, cris qui atteignent dans la colère un diapason presque extraordinaire étant donné le petit être qui les émet. En même temps les gestes brusques, les attitudes toujours quelque peu contorsionnées, la rougeur du visage prennent part à l'attitude générale qui caractérise le mécontentement. Les pleurs viennent enfin compléter la scène.

En réalité les pleurs sont un signe assez important chez les enfants. On ne les voit guère intervenir que lorsque les impressions désagréables ont une raison véritable et de valeur au point de vue du sujet, s'entend, dans la douleur, par exemple, ou dans ces désespoirs si profonds en apparence que les enfants ont pour des choses qui leur paraissent considérables et que les adultes ne jugeraient pas telles. Que la mère, la nourrice s'écarte subitement de l'enfant et disparaisse de son champ visuel, il y a, après une période d'étonnement, une véritable crise de désespoir chez la plupart des enfants. Il s'y mêle sans doute, d'une part, le désagrément de la cessation d'une sensation agréable et, d'autre part, une idée d'isolement qui est pour eux une véritable souffrance. Ce qui le prouve bien c'est que dans ces colères sans cause valable auxquelles les enfants sont si sujets, et qui ne sont souvent que des sautes brusques d'humeur sous des influences futiles, il est fréquent que les larmes ne prennent pas part à la scène. L'enfant, pris dans les bras, présente immédiatement un visage souriant et rose avec des conjonctives absolument sèches ou à peu de chose près.

Mais il est un élément extrêmement important qui intervient à partir d'un certain âge et qui va, dans l'expression de la joie, prendre une place prépondérante, c'est le rire.

Avec qu'elle anxiété la mère guette sur le visage de son enfant le premier sourire ! Elle l'attend en général jusqu'aux environs du quatrième ou du cinquième mois. Encore, au moment où il apparaît, n'exprime-t-il pas, à proprement parler, la joie, sinon celle du calme et du bien-être. De plus, il semble qu'à cette époque il ait besoin d'être provoqué. L'enfant répond par un sourire au sourire de la mère ou à ses paroles douces et caressantes. Il faut attendre encore quelques semaines pour que ce sourire soit vraiment spontané, qu'il accueille par exemple, au matin, l'apparition des visages amis ou celle des jouets habituels. Puis, vers le septième mois, le sourire s'élargit, il devient plus franc, plus ouvert, et enfin, fait place au rire franc qui éclate souvent vers le huitième mois. Déjà, dès l'apparition du sourire spontané, il n'y a plus de véritable joie, de contentement parfait sans lui, et, dans cette figure d'enfant, tout rit bientôt aux impressions heureuses, depuis la bouche jusqu'aux yeux, sans compter l'accompagnement de cris heureux et des mouvements dont nous avons parlé plus haut.

En même temps, et en dehors des cris et des pleurs, le visage de l'enfant sait refléter les impressions désagréables, par les plis du front, l'expression maussade des yeux, les plis abaissés des commissures buccales.

Déjà, à cette période, il sait parfaitement écarter du geste les objets qui lui déplaisent, tendre au contraire les mains, les bras, tout le corps, semble-t-il, vers les choses souhaitées. Plus tard il y joindra les mouvements de dénégation de la tête en présence d'objets présentés et qui ne lui agréent pas. Il serait un peu obscur de vouloir discerner d'où vient ce mouvement de dénégation que nous conservons si intense à l'âge adulte. Mais, si nous considérons que c'est le geste naturel de la tête pour écarter la bouche, par exemple, d'un mets déplaisant, il pourra paraître que le mouvement de dénégation n'est qu'une extension de ce geste. Il ne saurait s'y voir qu'un refus et non une dénégation véritable comme celle que nous exprimons par ce geste même, d'autant que son contraire, le geste d'approbation de la tête agitée de haut en bas n'existe pas chez l'enfant à cette époque et ne se montrera que beaucoup plus tard.

Pour rendre complètes les expressions de l'enfant à ce moment, il ne manque plus, en réalité, qu'un élément, la parole. Quand celle-ci va faire son apparition, elle interviendra dans ces expressions avec une puissance qui lui feront souvent dominer la scène entière, sans que pour cela les autres moyens d'expression disparaissent, car, premiers-nés chez l'enfant, ils feront encore longtemps partie de ce langage mimé qui persistera pendant un laps de temps considérable

Le degré le plus élevé de la peine chez l'enfant comme chez l'adulte est à n'en pas douter la douleur. Nous n'entendons parler ici, bien entendu, que de douleur physique, car l'enfant, heureusement pour lui, ignore à cet âge et ignorera bien longtemps encore qu'il est des souffrances morales qui dépassent de beaucoup en intensité celles que nous devons à l'imperfection de notre corps et des organes qu'il renferme. Quant à la douleur physique, au contraire, l'enfant doit dès ses premières années la connaître, sinon même dès ses premiers jours. Contre elle il réagira et avec une vigueur qui attribue à ces réactions un caractère tout spécial.

Or, c'est un problème diagnostique qui se pose perpétuellement à toutes les mères, celui qui consiste à savoir si leur enfant souffre réellement ou si, au contraire, il ne s'agit que d'une colère, d'une rage sans substratum réel. Leur tendresse toujours en éveil, leur indulgence naturelle pour le petit être qu'elles ont conçu et porté les incite naturellement à toujours croire à la souffrance vraie alors qu'il n'y a souvent que caprice et ennui léger. Dans beaucoup de cas, d'ailleurs, il faut avouer que ce diagnostic n'est pas facile. L'enfant apporte dans ses colères subites une telle violence que l'on est enclin à croire à de la douleur dans la plupart des cas, surtout s'il s'agit d'un tout jeune enfant que l'on n'a pas encore eu le temps d'étudier et, partant, de connaître, mais si l'erreur est possible en ce sens elle ne l'est pas dans l'autre et la souffrance réelle se traduit par des réactions qui ne laissent que rarement place au doute et que l'on ne prendra pas pour des colères sans objet. Il y a en effet dans les cris que la souffrance arrache à ces petits une acuité et une soudaineté en même temps qu'une persistance qu'il est exceptionnel de rencontrer dans d'autres circonstances. La soudaineté de ces cris en est peut-être la caractéristique première. C'est au milieu d'une période de calme absolu, d'autre fois au cours d'un état déjà maladif que ces cris retentissent. La souffrance a été, en effet, pour l'enfant, une surprise en même temps qu'une douleur. De là la brusquerie de l'appel. A ce titre on peut citer comme exemple les cris qui retentissent au milieu du silence et du calme du sommeil. Puis, si la cause cesse brusquement, non moins brusquement le calme renaîtra, pour être de nouveau interrompu par le cri subit si la douleur réapparaît. Enfin, si cette souffrance se prolonge, si ces exacerbations se font de plus en plus fréquentes, il restera, entre les périodes de réaction vive caractérisées par les cris un état d'angoisse, et, pourrait-on dire, d'attente qui laissera le petit malade anormal psychiquement parlant. On voit quelle différence entre ces cris dûs à la souffrance et ceux qui sont sous la dépendance de colères ou de caprices. Dans ces derniers cas, nous savons que le rire est bien près des larmes, que le calme est durable, que l'attention se laisse facilement détourner. Il est de plus infiniment exceptionnel que ces dernières manifestations soient subites. Elles sont la plupart du temps précédées par une période de mauvaise humeur, de bouderie ou par des cris de plus en plus forts qui amènent progressivement au paroxysme que tout le monde connaît. L'acuité est aussi bien spéciale dans les cris dûs à la souffrance. Elle n'est d'ailleurs pas toujours en rapport avec la violence de celle-ci. Elle est due, elle aussi, à la soudaineté de la sensation. Cette acuité est accompagnée d'une différence de timbre remarquable et caractéristique. Mais, en réalité, ces différences si utiles à connaître ne seront remarquées et interprétées de façon nette que, d'une part, par les médecins habitués à se trouver en face d'enfants souffrants et, de l'autre, par les parents lorsqu'ils connaîtront suffisamment leurs enfants pour faire chez eux la part de la douleur réelle et des cris souvent dramatiques que leur arrache simplement la contrariété vive et la colère.

3. — La peur.

Cette étude, que nous avons voulue rapide, des réactions de la douleur chez l'enfant, peut sembler un peu en dehors de notre sujet comme ayant un caractère d'anormalité pathologique qui la fait sortir du cadre de ce chapitre. Par contre la peur nous paraît ici pleinement à sa place.

La peur peut paraître à un observateur superficiel un sentiment fréquent chez l'enfant. A notre avis, il n'en est rien. En tout cas on peut avancer que les mobiles de la peur sont très différents chez lui de ce qu'ils sont chez l'adulte et qu'il ne met ce sentiment en jeu que tardivement, à une époque déjà avancée du développement intellectuel. Jusque là les seules choses qui puissent susciter la peur chez le petit enfant, ce sont des impressions extrêmement brusques, vives et désagréables telles qu'un bruit violent à côté de lui ou l'apparition subite d'un objet disgracieux et considérable. Il faut en somme le caractère de soudaineté et de surprise qui, d'ailleurs, plus tard, agira encore violemment dans la genèse du même sentiment. Quant à la peur de l'obscurité, le petit enfant ne l'a pas et ce qui nous le prouve c'est que nous avons signalé qu'il ouvrait plus volontiers les yeux à ce moment de la journée où le jour commence à disparaître. A plus forte raison l'enfant ne connaît-il pas la peur des choses ou des êtres dangereux, parce qu'il ne connaît pas le danger. On pourrait, à ce point de vue, le comparer à ces animaux qui ne redoutent pas l'homme, comme les pingouins des déserts polaires, parce qu'ils n'ont pas appris à le connaître et qui se laissent exterminer par lui sans songer à fuir, sinon tardivement. J'ai connu une petite fille qui prenait à pleines mains les guêpes et les araignées et les apportait triomphalement à sa mère, sans se douter du danger qu'elle courait, avec les premières du moins, et sans par conséquent ressentir une peur quelconque. De même l'enfant qui commence à marcher et qui n'est pas encore tombé n'a pas la peur de la chute et de ses conséquences souvent douloureuses.

De ce qui précède il résulte que la peur est, en réalité, un sentiment introduit par l'éducation dans la psychologie infantile. La meilleure preuve en est dans l'effet qui suit les déplorables contes de brigands et d'animaux féroces, de mauvais génies et de fées fatales dont on farcit trop souvent encore la pensée de ces petits êtres. A partir du moment où ces notions absurdes sont entrées dans leur pensée, la peur prend chez l'enfant une part dangereusement prépondérante dans sa vie intellectuelle. L'obscurité, le silence des bois, la solitude, se peuplent pour lui d'une véritable cohue de fantômes, de génies malfaisants, dont la destinée semble être de faire du mal aux petits êtres faibles comme lui et la peur s'ensuit avec son cortège d'impressions nerveuses violentes qui trop souvent laissent une trace dans ce cerveau si malléable et seront le point de départ d'un état nerveux qui pourra plus tard prendre une importance très grande. De même lorsque l'enfant aura connu la chute, lorsqu'il aura été piqué ou mordu par un insecte ou un animal en défense, il connaîtra la peur de ces accidents ou de ces animaux parce qu'il en aura ressenti les douloureux effets. On pourrait multiplier facilement ces exemples.

A cette étude rapide de la peur infantile se rattache également la question du cauchemar chez l'enfant. Là encore nous nous trouvons en présence d'une acquisition due à des fautes d'éducation intellectuelle, jointes souvent à des fautes dans l'hygiène alimentaire. Il est en effet de notoriété absolue que l'alimentation défectueuse est la grande cause de ce que l'on nomme les terreurs nocturnes de l'enfant. Il s'agit, la plupart du temps, d'une nourriture trop copieuse ou mal adaptée aux nécessités du sujet. C'est ainsi que, si l'indigestibilité ou la trop grande abondance des aliments est une source indéniable de cauchemars et de terreurs, il en est de même de l'introduction trop précoce de l'alcool dans l'alimentation de l'enfant qui devrait complètement l'ignorer jusqu'à un âge relativement très avancé et dépassant, en tout cas, les limites que nous avons fixées au sujet que nous étudions. D'autre part il est indéniable que les récits fabuleux et néfastes dont mainte nourrice et même certaines mères ont l'habitude de nourrir l'esprit de leurs enfants, les menaces perpétuelles d'ogre, de croquemitaine ou d'animaux féroces au moyen desquelles on veut les régenter ont une influence également très nette dans la genèse de ces cauchemars et de ces terreurs qui sont, eux aussi, une cause de nervosisme ultérieur sur lequel il est urgent d'attirer l'attention des éducateurs.

Malgré l'opinion courante, le premier symptôme de la peur chez l'enfant n'est pas le cri. Celui-ci est presque constamment précédé d'une période de surprise muette dont on aura la preuve évidente en considérant l'enfant qui fait une chute. Ce n'est qu'après un temps parfois long de mutisme que les cris éclatent et avec une acuité, une violence qu'ils revêtent seulement dans les cas où les impressions de l'enfant sont extrêmement vives. Il semble qu'il y ait chez l'enfant qui a peur ou auquel on fait peur, une période d'inhibition ou le cri est impossible. La violence de l'émotion lui interdit même ce moyen de défense ou d'appel. De plus les pleurs ne font qu'exceptionnellement partie de la scène. Enfin l'innocence de l'enfant lui fait adopter volontiers ce que l'on a appelé la « politique de l'autruche » pour éviter un danger. Il court cacher ses yeux dans les bras de sa mère, persuadé que du moment qu'il ne voit plus, il n'est plus vu non plus. Dans ce geste d'ailleurs il y a autre chose, la protection demandée par sa faiblesse à ses parents, ces êtres doués, à ses yeux, comme nous le développerons plus loin, de toute force et de toute puissance.

Un caractère très facile à observer et des plus constants est la fugitivité des impressions de peine ou de plaisir chez l'enfant. Le chagrin en apparence le moins susceptible de consolation est arrêté net par l'effet d'une nouvelle impression, celle-là joyeuse. La joie, au contraire, cesse soudain par une cause qui souvent même nous échappe et le désespoir fait place au rire. Et ce rire lui-même, avec quelle facilité succède-t-il aux pleurs, apparaît-il même avant que ceux-ci aient cessé complètement, si l'on a su distraire, l'enfant de ce qui causait ses larmes! Cette fugitivité tient évidemment au peu d'importance des impressions qui causent la joie et la peine et la preuve en est donnée par ce fait qu'en cas de douleur vraie ou de besoin sérieux, il devient à peu près impossible de distraire le cerveau de l'enfant de cette sensation plus forte que toutes celles que l'on peut produire pour détourner l'attention.

4. — Imitation — Imagination.

L'imitation peut être, chez l'enfant, imposée ou spontanée.

L'imitation imposée est au fond de toute l'éducation. Lorsque l'enfant apprend à parler, il imite les sons qu'il entend et qu'on lui répète à satiété pour les lui faire retenir. Et tous les mouvements que nous lui apprenons, toutes les habitudes que nous lui faisons prendre sont calqués sur nos mouvements, nos paroles, nos habitudes. Il est bien naturel qu'il en soit ainsi. L'espèce humaine, voyant à juste titre dans l'enfant l'être destiné à la perpétuer, doit lui inculquer les principes, les connaissances, les habitudes qui l'ont faite ce qu'elle est, qui lui ont donné la prépondérance dans le monde. Cet enfant, plus tard, riche probablement d'acquisitions nouvelles, en fera profiter ses descendants auxquels il les transmettra en même temps qu'il leur transmettra celles qui lui furent transmises à lui-même. Il est donc bien évident que, pour mettre à profit ces connaissances acquises dans le cours des âges antérieurs, l'être humain, à l'époque de son éducation, c'est-à-dire dans la première enfance, doit être doué d'une faculté imitatrice qu'il possède en effet et qui, d'ailleurs, lui est commune avec tous les animaux qui ne pourraient, sans elle, constituer des espèces distinctes et persistantes.

Mais cette imitation, cette faculté dont l'enfant est doué et que nous mettons à profit pour l'éduquer, il s'en sert lui-même et sans notre aide dans une foule de circonstances. Cet esprit d'imitation est très fort chez l'enfant, mais ne prend son plein développement qu'à un âge assez avancé, c'est-à-dire quand cet enfant est en possession de ses facultés sensorielles complètes, car cette imitation exige d'une part une parfaite possibilité d'apprécier ce que l'on veut imiter, c'est-à-dire une vue, une ouïe, etc. arrivées à leur développement complet, et d'autre part des appareils capables, eux aussi, de répéter ce qu'ils ont emmagasiné, c'est-à-dire parvenus à un degré de développement considérable. C'est la raison qui fait que nous trouverons surtout imitateur l'enfant de deux à trois ans et au-dessus, qui écoute, regarde, avec la plus grande attention, tout ce qu'il peut voir ou entendre et met ensuite à profit ces acquisitions nouvelles, qu'elle soient bonnes ou mauvaises, ce qu'il est incapable de distinguer, pour enrichir son stock de connaissances et s'élever d'un degré de plus, parfois prématuré, dans l'échelle des âges de l'homme.

Aussi nous voyons l'enfant, dès qu'il en est arrivé à ce point de son évolution psychique, imiter, dans tous ses actes, ce qu'il voit autour de lui, dans toutes ses paroles, ce qu'il entend. Rien ne lui paraissant, au fond, plus désirable et plus parfait, suivant un sentiment que nous analyserons plus complètement par la suite, que ce qu'il voit faire ou entend dire à ces êtres pour lui supérieurs et quasi parfaits que sont ceux qui l'entourent, et notamment ses parents et tous ceux avec lesquels il est en contact quotidien, ce sont leurs gestes, leurs actes, etc., qu'il voudra reproduire.

Mais la vie de l'enfant se composant principalement de jeux, c'est à ces jeux qu'il appliquera cette faculté imitative dont nous le savons si bien doué. Ces jeux seront, en grande partie, calqués sur la vie courante et se composeront d'actes, de geste, de scènes qu'il aura vus et retenus.

De là cette multitude de jeux qui reproduiront les scènes de l'existence quotidienne et auxquels l'enfant se plaira par-dessus tout, jouant, comme il le dit, à la marchande, aux visites, et surtout à la poupée.

Qu'est-ce, au fond, pour l'enfant, petite fille ou petit garçon, car aux âges où nous le considérons, il n'y a guère, à ce point de vue, de différence entre les sexes, que cette poupée qui occupe une si grande partie de ses instants ? Tout au début, ce n'était qu'un joujou auquel le petit enfant n'attachait d'autre importance que celle d'un objet parfois brillant ou tout au moins de coloration agréable, qu'il pouvait porter à sa bouche, mordiller et sucer comme il fait de tout ce qu'à cette époque il peut atteindre et saisir. Mais le jour où l'imitation entre en jeu, c'est-à-dire le jour où il commence, non seulement à voir, mais à apprécier, à comprendre ce qu'il voit, et, par conséquent, à le vouloir reproduire, la poupée devient pour lui ce que lui-même est pour sa mère, l'enfant, l'être plus petit dont on s'occupe à tout instant et dans toutes les circonstances de la vie. La poupée prend pour lui l'importance considérable que lui-même a pris dans la vie de ses éducateurs et de ses parents. Dès lors il va imiter, vis-à-vis d'elle, les actes dont il est tous les jours témoin à son propre endroit. Il va la bercer, la coucher, la nettoyer, l'habiller, la gronder, persuadé et fier d'être à son tour le supérieur de quelqu'un, et ce quelqu'un est sa poupée. De là cette sollicitude de tous les instants pour ce jouet, sollicitude où quelques-uns ne sont pas loin de voir un instinct maternel fruste et pour ainsi dire en puissance et où il n'y aura, en réalité, que de l'imitation tout simplement.

Imitation encore que ce jeu du soldat auquel l'enfant se livre plus volontiers qu'à tant d'autres. Ici l'imitation est mise en œuvre par le côté coloré, brillant, tapageur de la profession militaire, qualités si suggestives pour l'être humain qu'elles jouent encore, à l'âge adulte, un grand rôle dans son goût pour l'armée et pour ses pompes bruyantes et théâtrales. Et, de même que nous avons vu des petits garçons jouer à la poupée comme leurs sœurs, de même nous verrons celles-ci se laisser prendre au plaisir d'imiter les militaires comme leurs congénères masculins. Je pourrais citer telle petite fille qui eut une crise de violent désespoir lorsqu'elle comprit qu'elle ne pourrait pas être officier de marine comme elle le désirait ardemment pendant toute son enfance et l'on voit bien souvent des enfants de ce sexe partager les jeux militaires de leur frère et y faire montre de la même ardeur.

Cependant une autre faculté psychique se mêle à l'imitation dans les jeux des enfants et ne manque pas d'y prendre une part très importante, c'est l'imagination.

L'enfant jouit d'une imagination d'une puissance extraordinaire qui lui permet, comme nous le verrons, de vivre, au milieu du monde qui l'entoure, une vie comme isolée et particulière dans un milieu artificiel qu'il s'est créé et qu'il est parvenu à se représenter et à accepter comme le seul réel et le seul qui compte pour lui. Au milieu de ses imitations perpétuelles, l'enfant imagine et tous les actes imités auxquels il se livre sont pour lui un canevas sur lequel son imagination brode des ornements multiples et merveilleux qui vont composer le milieu factice dans lequel il se meut avec une aisance et un naturel absolus.

Cette intervention de l'imagination dans tous les actes de la vie de l'enfant, l'importance prépondérante qu'elle prend à ce moment de son existence, nous en avons la preuve dans les jeux auxquels il faut toujours revenir quand on veut avoir une idée juste de la mentalité infantile, puisqu'ils composent le plus clair de sa vie. Regardons les jouets de l'enfant. Auquel parmi tant de compagnons de tous les jours iront ses préférences ? Aux plus beaux, aux plus brillants, aux plus compliqués ? Non. Souvent au plus vilain, au plus primitif, à ce paquet de chiffons ficelés à la diable et qui est la plus vieille et la moins belle de ses poupées. Et cela parce que son imagination lui montre en elle le personnage qu'il y veut voir. Et ce sera réellement la plus belle, ainsi que l'a dit un psychologue avisé, puisque c'est sa chose, sa création et que c'est lui qui la pare, dans son imagination, de toutes les qualités dont elle manque à nos yeux et qu'elle possède, aux siens, au suprême degré.

Considérons maintenant non plus des jouets, mais des jeux. Voici l'enfant par terre, assis ou couché au milieu des meubles, des objets d'usage courant. Son imagination les habille à leur tour de qualités auxquelles nous ne penserions pas : ce canapé est devenu un bateau, le tapis est devenu la mer, les tabourets sont des écueils. Ou bien, car l'enfant est de son siècle, car il connaît surtout ce qu'il voit souvent et ce dont on parle devant lui, cette chaise est un siège d'automobile et ce fond de caisse est le volant qu'il tient d'une main assurée, pendant qu'il imite du mieux qu'il peut l'horrible trompe qui nous déchire les oreilles et les frémissements odieux du moteur en marche. L'illusion pour lui est complète. Il a oublié la pièce ou il est enfermé, il est parti sur la vaste mer ou sur la route poudreuse. Evidemment l'exemple que nous donnons ici peut paraître un peu prématuré pour des petits de l'âge que nous considérons dans cet ouvrage. Mais c'est le type de l'imagination infantile dans ses jeux que nous avons voulu dépeindre. Descendons, si nous voulons, d'un étage dans l'échelle des jeux auquels cet enfant se livre, nous aurons des jeux plus simplifiés, mais de la même espèce et où nous verrons l'imagination jouer un rôle tout aussi important.

L'illusion que se crée l'enfant est tellement parfaite, tellement absolue qu'il n'admet guère, comme l'a fait remarquer le subtil psychologue James Sully, que les autres ne partagent pas ces illusions, et, partant. sa manière de voir. Il faut, au contraire, qu'ils se plient à son optique spéciale, qu'ils entrent dans le monde fictif qu'il s'est créé.

Dans toute cette action de l'imagination entre en jeu une autre facilité de déformation qui est le fétichisme si naturel à l'enfant et dont nous reparlerons dans quelques instants. Signalons seulement en cette place qu'entre ce fétichisme et l'imagination il y a des rapports extrêmement étroits.

D'ailleurs cette imagination que nous venons de voir jouer un rôle si important dans les jeux de l'enfant, c'est-à-dire dans ses actions, et déformer, en réalité, dans un sens spécial, les imitations auxquelles il se complaît, nous la retrouverions au même degré dans ses paroles, ce qui prouve bien combien elle est chez lui importante et profonde. C'est à tel point qu'il est absolument impossible de s'en rapporter à ce que raconte un enfant : il applique sa faculté de déformation à tout ce qu'il a vu et brode là-dessus des ornements multiples et variés qui deviennent pour lui, tant son imagination est vive, l'expression de la réalité. D'ailleurs quand il n'a pas vu, quand il n'a pas été témoin du fait, il ne l'en racontera pas moins. Son imagination lui permettra de créer de toutes pièces un récit sur des faits dont il aura entendu parler de côté et d'autre et il finira par croire réellement lui-même avoir assisté à ce qu'il raconte. Il résulte de là qu'il est on ne peut plus facile de suggestionner un enfant, de l'amener non pas à mentir, car il sera sincère, mais à altérer inconsciemment la vérité en faisant appel à cette faculté imaginative. Ce qu'on lui racontera avec tant soit peu d'insistance deviendra pour lui une réalité profondément gravée dans son esprit et qu'il répètera ensuite de la meilleure foi du monde, en y ajoutant à son tour tout ce que son imagination lui aura suggéré. Aussi la loi ne peut-elle admettre le témoignage des enfants en justice.

Elle peut parfois les entendre à titre de renseignement, mais elle ne peut faire foi sur leur déposition et la méfiance la plus grande est de règle à l'égard de ce qu'ils racontent, même lorsqu'on sait pertinemment qu'ils ont été témoins du fait sur lequel ils déposent. L'expérience a mainte et mainte fois prouvé que cette méfiance était une règle de suprême sagesse.

Cette faculté d'imagination et, partant, de déformation de la vérité est évidemment plus grande dans le jeune âge et s'atténue peu à peu à mesure que l'enfant avance dans la vie, mais elle persiste très longtemps et le témoignage d'un enfant relativement âgé n'est pas plus digne de créance que celui d'un tout jeune. Un autre exemple de cette facilité à déformer la vérité nous est fourni par les confesseurs. Ils savent combien de fois les enfants, d'un âge cependant déjà assez avancé, viennent leur raconter des faits extraordinaires et absolument inadmissibles et s'accuser de fautes dont ils ne connaissent même pas la portée sinon l'essence et qu'il leur aurait été tout à fait impossible même de commettre.

Ces altérations de la vérité se transformeront plus tard lorsque les enfants déjà grands, comprendront quel intérêt ils ont parfois à les mettre en jeu et deviendront le mensonge auquel certains d'entre eux auront si facilement recours.

5. — Le Fétichisme.
L'enfant dans la famille et dans la nature.

L'enfant est essentiellement fétichiste, c'est une question sur laquelle de nombreux psychologues ont attiré l'attention et parmi eux Hérubel qui a bien fait ressortir ce côté tout spécial du caractère infantile. Ce fétichisme, c'est-à-dire la faculté toute spéciale d'attribuer des caractères particuliers de vie ou de puissance à des personnes ou à des objets qui sont dénués soit de l'une de ces qualités soit des deux, rapproche, à n'en pas douter, l'enfant des branches les moins douées, au point de vue intellectuel, de la grande famille humaine. Les peuples primitifs, eux aussi, ceux que l'on appelait jadis les « sauvages, » ont une naturelle tendance à attribuer la vie et la puissance à des choses qui en sont absolument dépourvues. L'idolâtrie n'est pas autre chose que l'application religieuse de ce principe et l'homme inférieur fait des offrandes à des morceaux de bois, de pierre ou de métal auxquels il attribue une puissance extraordinaire et, pour tout dire d'un mot, surhumaine. On sent qu'il y a là deux idées bien distinctes, l'une qui consiste à douer de la vie et de ses attributs des objets ou des matières inanimées, l'autre qui considère comme puissants des personnages humains, des animaux ou même des objets inanimés qui n'ont aucune raison pour influer d'une façon quelconque sur la destinée du genre humain.

Chez l'enfant la chose est à la fois plus complexe et plus explicable. Il différencie notamment les deux ordres d'idées l'un de l'autre et nous verrons en conséquence se dessiner chez lui deux tendances, l'une caractérisée par le penchant à animer les choses non douées de vie et l'autre qui considère comme au dessus de lui et puissantes sans limites des personnes qui, à nos yeux, ne jouissent pas d'attributions supérieures à celles de leurs semblables.

Pour la première de ces deux tendances, l'enfant va plus loin que le primitif. Celui-ci ne doue de la vie que certains objets, ses fétiches ; l'enfant au contraire, attribue la même qualité à peu près à tout ce qui l'entoure. Tout d'abord il considèrera comme vivant tout ce qui est doué de mouvement à un titre quelconque : la pendule dont il entend le tic-tac, la mer dont il voit les vagues battre la grève, le train de chemin de fer qui passe, rapide, sous ses yeux, en un mot tout ce qui remue, s'agite ou fait du bruit. En réalité cette tendance de l'enfant ne peut nous étonner. Il est déjà bien difficile aux philosophes de s'entendre sur les qualités qui font l'être vivant et il semble bien qu'à mesure que la science marche, les limites du monde vivant vont s'élargissant chaque jour. Nous ne pouvons demander à l'enfant une subtilité égale à celle de nos savants et la première distinction qui doit se faire dans son esprit, lorsqu'il prend conscience définitive du monde extérieur, est certainement celle qui classe en deux catégories différentes les objets qui restent immobiles et ceux qui se déplacent comme ceux qui impressionnent son oreille et ceux qui n'agissent pas sur elle. Jusqu'ici ce n'est affaire que de jugement. Nous allons voir maintenant entrer en jeu pour compliquer la question la faculté étudiée dans les pages précédentes, c'est-à-dire l'imagination.

Cette imagination va étendre, à ses yeux, le champ de la nature vivante animer presque tous les objets, presque toutes les choses qui l'environnent à l'égal des choses mouvantes et bruyantes dont nous parlions il y a un instant. Les pierres, les statues, les monuments, et d'autre part les objets familiers, les meubles, le lit, l'oreiller deviendront vite des amis ou des ennemis, des sujets de répulsion, de crainte ou, au contraire, de bons génies familiers et accueillants. Il leur attribuera des joies, des douleurs, des peines, des intentions, voire même un langage. C'est la théorie de l'animation universelle, a dit Hérubel, c'est le *pananimisme*, pourrait-on dire. Les preuves nous les avons tous les jours devant les yeux. Nous voyons l'enfant causer, non seulement avec ses jouets, avec ses poupées, mais avec les meubles, avec ces chaises et ces fauteuils que nous l'avons vu transformer si aisément en bateaux, en écueils, en voitures, et qui deviendront non moins facilement à ses yeux des amis, des camarades auxquels il confiera ses petits chagrins ou ses satisfactions. Et nous pourrons le voir de même raconter ses peines à son oreiller, voir, dans le lit tiède, le refuge accueillant et doux dont parle le poète :

Confident des chagrins, berceau des cœurs brisés.

Puis nous les considèrerons dans la campagne, causant encore aux arbres, aux plantes, aux cailloux du chemin, comme cette petite fille dont nous parle J. Sully et qui retournait les pierres sur la route pour qu'elles ne s'ennuient pas à regarder toujours du même côté.

En ce qui concerne la seconde partie de la

tendance fétichiste, sa caractéristique peut être cherchée surtout dans les rapports de l'enfant avec ses parents. La mère est à ses yeux, et, à la réflexion, rien n'est plus naturel, le bon génie par excellence, celui qui dispose des bonnes choses comme des consolations inépuisables, le confident rêvé qui comprend et qui pardonne, le refuge assuré contre toutes les influences mauvaises. Quant au père, c'est plus encore, sinon mieux. Il est la force, la puissance personnifiées. L'enfant ne peut pas admettre que quelque chose puisse résister à cette puissance sans limites, que son père ne puisse pas tout ce qu'il veut et connaisse des obstacles. Il est si grand, si fort si au-dessus de lui ! Il est, évidemment, l'équivalent des divinités, des génies du sauvage, il est celui à qui l'on peut avoir recours en toute circonstance avec l'assurance que rien ne prévaudra contre cette toute puissance.

A ce propos interviennent d'ailleurs les premiers essais de systématisation, qui offrent, au cours du développement psychique de l'enfant, un si considérable intérêt. De ce que son père apparaîtra à l'enfant comme un être infiniment supérieur et de puissance illimitée, il s'ensuivra que tous les hommes ressemblant à son père par un côté quelconque appréciable à son jugement seront doués eux aussi de ces qualités exceptionnelles. Hérubel nous parle, dans un article qui est au fond une auto-observation, d'un petit garçon dont le grand-père très bon et très doux s'appelait Jean et avait, si je me souviens bien, un gilet blanc ou toute autre particularité de toilette. L'enfant en avait conclu tout naturellement que tout homme portant ce prénom de Jean et se distinguant par les mêmes particularités vestimentaires était très doux et très bon. Ce même enfant avait vu un directeur de cirque se faire obéir avec une facilité apparente de ses singes et de ses chiens savants. Il en avait tiré cette première conclusion que cet homme était doué d'une puissance supérieure à celle des autres hommes qui étaient loin d'obtenir les mêmes résultats, et cette seconde déduction que tous ceux qui portaient un costume semblable à celui, quelque peu voyant, de ce dresseur d'animaux était également possesseur d'une puissance extraordinaire. Il y a là de la part de l'enfant deux facultés qu'il est assez facile de distinguer : l'une est une facilité de généralisation considérable qu'il appliquera ainsi à tout ce qu'il peut apprécier et, s'il a été un jour victime d'un petit accident, d'une morsure de chien, d'une piqûre d'abeille, etc., il concluera rapidement que les chiens et tous les animaux qui leur ressemblent, que tous les insectes qui volent et bourdonnent sont des êtres nuisibles et dont il doit se défendre, au moins par une fuite prudente. La seconde faculté est celle de systématisation qui lui fait diviser les êtres vivants (et nous avons vu combien pour lui ce terme avait d'ampleur) suivant les qualités positives ou négatives qu'ils revêtent à son égard.

*
* *

A son égard, disons-nous, et à son égard seulement. L'enfant est, en effet, un être essentiellement égocentriste. Rien ne l'intéresse que ce qui le touche personnellement et il fait volontiers graviter tout l'univers autour de sa petite personne. A tout bien considérer il est impossible qu'il en soit autrement. Il n'a appris à connaître, nous l'avons vu souvent au cours de cette étude, les choses et les gens qui l'entourent que par les impressions, d'abord réflexes, puis de plus en plus spontanées qu'ils produisaient sur lui, il ne vit que par les réactions que ces choses et ces gens exercent sur sa propre personnalité. Il ne peut donc s'occuper d'eux qu'à ce propos et dans ces limites. Il y a là une tendance tout aussi naturelle que l'est l'anthropocentrisme pour l'homme. Ce dernier ne connaissant les choses que par l'action qu'elles ont sur ses sens est tout naturellement porté à ne tenir compte d'elles qu'autant qu'elles agissent sur lui et à croire que tout n'existe qu'en tant qu'entourage de l'homme. Cette tendance est, évidemment, l'indice d'un esprit de développement et de culture inférieurs, mais, à voir la difficulté que l'homme trouve à se débarrasser d'idées et de principes qui lui sont si naturels, il ne peut être surprenant qu'en ce qui concerne la psychologie de l'enfant, être de mentalité en développement et partant d'une vie psychique très inférieure, comme nous l'avons vu, cette conception de la nature domine sa manière de voir au début de son existence intellectuelle.

Le résultat de cette tendance si naturelle et, au fond, si logique de l'enfant, c'est qu'il vit au milieu de nous comme s'il était à peu près isolé. Les grandes idées de famille, de divinité, etc., sur lesquelles les hommes ont, en grande partie, fondé la morale qui sert de base à leur société, restent pour lui lettre morte. Il ne connaît de son père ou de sa mère que des êtres pour lui très puissants, nous l'avons dit, et qu'il sent avoir sur lui une action très grande. Ce sont ceux qui s'occupent de lui, ceux qui lui donnent à manger, qui le couchent, qui l'habillent. Ce sont également ceux qui lui sourient, lui causent ses joies et ses peines, ceux qui récompensent et ceux qui punissent. Aussi, lorsque la mère se fait, de son plein gré ou par contrainte, remplacer auprès de son enfant par une étrangère, lui faut-il ultérieurement un laps de temps considérable pour conquérir le cœur de son enfant et ne le peut-elle faire qu'à l'époque où le développement psychique de cet enfant sera assez avancé. Quant aux autres membres de la famille, ils n'existent pas pour cet enfant. Il leur préfèrera de beaucoup, malgré toutes les belles exhortations dont on usera à son égard, des mercenaires ou des gens à nos yeux sans importance, mais qui seront en contact fréquent avec lui et auront une action plus ou moins éloignée sur sa vie quotidienne. Il en sera de même pour ses frères et sœurs, s'il n'est pas élevé avec eux, pour les camarades qu'on voudra lui donner. Il ira de préférence aux amis qu'il s'est faits lui-même, ces amis devraient-ils être des objets inanimés auxquels sa belle imagination aura prêté les attributs de la vie et toutes les qualités qu'il leur reconnaît nécessaire. C'est vraiment lui qui pourrait utiliser la fameuse formule par laquelle certains esprits libres expliquent pourquoi ils donnent le pas dans leurs affections à leurs amis sur leurs proches : « On choisit ses amis, on ne choisit pas sa famille. » L'idée de solidarité sur laquelle est basée la notion de famille et que ceux dont nous venons de parler jettent délibérément par-dessus bord, l'enfant ne la connaît pas et n'a pas, par conséquent, à discuter s'il l'accepte ou non. Sa vraie famille, ce sont ceux qu'il voit tous les jours et qui amènent dans son esprit des idées de douceur, de bonté, de plaisir. Les autres sont des indifférents pour lui, à moins que, pour des causes qui souvent nous échappent à nous même, il ne les ait délibérément placés dans la catégorie des adversaires, des « mauvais. »

L'idée de divinité ne peut davantage pénétrer dans l'esprit de l'enfant. Cette notion d'une force supérieure à celle des hommes, régentant leurs actes, les récompensant ou les punissant, ne lui est pas nécessaire. Nous savons que personne au monde ne peut lui paraître plus puissant que son père, cet être qui, de façon claire et facilement accessible, punit et récompense à son gré. Que celui-là puisse être à son tour puni ou récompensé, c'est une chose qu'il ne peut admettre et il n'a nul besoin d'étendre au-delà de ceux qui l'entourent l'horizon de ses conceptions à ce sujet. Quant à un maître de la nature, il ne peut non plus y songer : lui qui anime si facilement cette nature tout entière, il lui est naturel de considérer ces forces vivantes comme éternelles, puisqu'il les a toujours connues.

De même qu'elles n'ont pas eu, pour lui, de

commencement, elles n'auront, à ses yeux, jamais de fin et la mort est encore une notion qu'il ne connaît pas et qu'il ne peut admettre. Si l'un des êtres qu'il chérit vient à disparaître par le fait de l'inéluctable échéance, il le considérera comme absent, comme en voyage, s'il sait déjà ce que ce mot représente, mais il ne peut absolument pas comprendre, ni par conséquent admettre, que cette absence soit définitive.

6. — Le beau et le vrai.

S'il est, dans la psychologie de l'enfant, un chapitre qui puisse être considéré comme le plus rudimentaire de tous, c'est, à n'en pas douter, celui qui traite des notions dont nous écrivons ici le nom. Etant donné ce que nous savons des idées que l'enfant se fait des choses tangibles et matérielles, il ne peut nous étonner que des idées générales aussi abstraites que celles-là restent pour lui dans le domaine de l'inconnu, sinon de l'inconnaissable, et que ce ne soit que l'éducation et même l'éducation prolongée qui puisse les lui révéler.

L'enfant n'est pas artiste. Nous avons déjà parlé en passant des enfants prodiges qui se révèlent surtout dans le domaine artistique.

Nous n'y reviendrons pas, sinon pour affirmer qu'il s'agit là d'anomalies et d'exceptions qui confirment la règle. Nous avons déjà vu que le tout petit enfant ne faisait aucune différence entre la musique et le bruit et que, dans la musique, c'était le bruit seul qui l'intéressait. Plus tard, évidemment, il se montrera meilleur connaisseur, mais pour cette raison seule que les bruits discordants sont désagréables à l'oreille et il ne peut être question de sens artistique à ce propos, pas plus qu'on ne peut faire passer l'enfant pour un gourmet parce qu'ils préfère les aliments sucrés aux substances amères.

Du côté de la vue, il en est absolument de même : nous avons dit déjà que l'enfant était un primitif. Nous en aurons ici une preuve de plus. Comme les primitifs, il est attiré volontiers par les couleurs les plus voyantes et une étoffe, un habit, par exemple, aura d'autant plus de charme pour lui que la teinte en sera plus éclatante et même plus criarde. Quant au goût des enfants pour les jolis vêtements, à cette coquetterie innée que l'on prête si gratuitement aux petites filles, il faut n'y voir, croyons-nous avec J. Sully, qu'une association d'idées entre ces vêtements et les mots complimenteurs qui les accompagnent de la part des parents, sans compter les caresses prodiguées par ceux-ci à l'enfant mieux paré que d'habitude et les circonstances extraordinaires qui accompagnent cette parure réservée souvent aux jours de joie vive et de grandes fêtes, dont les pompes gaies et parfois criardes, souvent bruyantes, agissent fortement sur l'esprit de l'enfant.

Le vrai, l'enfant ne peut pas plus le connaître, et développer cette idée serait revenir bien inutilement, nous semble-t-il, sur tout ce que nous avons dit au point de vue de son imagination, des déformations qu'il fait subir à ce que lui apprennent ses propres sensations. Il faudrait y joindre les déformations étrangères, celles qui lui viennent d'autrui et qu'il admet si facilement comme des vérités. L'enfant est, en effet, d'une crédulité excessive, mais non pas extraordinaire. Si l'on songe, en effet, à tout ce que représentent pour lui de grandeur et de puissance les adultes qui l'environnent et notamment ses parents ou ses éducateurs, il nous semblera bien naturel qu'il ait en eux une confiance absolue et prenne tout ce qu'ils lui disent, selon l'expression populaire, pour paroles d'Evangile. Comme, d'autre part, sa connaissance de la nature et des phénomènes est extrêmement restreinte, ainsi que nous l'avons vu, il ne peut, évidemment, de lui-même, redresser les erreurs qu'on lui fait admettre ni reconnaître leur caractère erronné et souvent inadmissible.

Au point de vue donc des notions dont nous avons écrit le nom en tête de ce chapitre, comme à celui de tant d'autres que nous avons déjà passées en revue, des différences énormes séparent, nous venons de le voir, le petit enfant de l'homme fait. On peut considérer, en ce qui concerne ces notions, que cette première période de la vie n'est pas seulement une phase de préparation et de développement ; c'est encore une suite d'années pendant lesquelles l'enfant se meut dans un monde totalement différent du nôtre et où une grande partie des idées directrices de celui-ci ne pénètrent pas et ne peuvent pas pénétrer.

Ces conditions spéciales font de lui, à cette époque, comme nous le disions plus haut, l'équivalent d'un primitif en ce qui regarde son isolement au milieu du monde, de la famille, de la société, de la nature. « L'enfant, a dit très justement Hérubel, vit isolé au milieu de gens qu'il ne comprend pas et qui ne le comprennent pas davantage, dans une famille qui représente un autre âge plus évolué ». Ce n'est que très lentement, répétant pour ainsi dire, dans son évolution personnelle, l'évolution de l'humanité tout entière, qu'il se dégagera du monde imaginaire et rudimentaire qu'il s'est créé, des illusions dont il est victime et qu'il parviendra à prendre de la nature qui l'entoure une conscience nette et une idée acceptable et raisonnable. Nous allons voir cette particularité dominer encore son évolution morale et nous allons également reconnaître le rôle éminemment prédominant de l'éducation sans laquelle il resterait un être inférieur tant à ce point de vue moral qu'au point de vue psychique proprement dit et sans force personnelle pour résister aux forces diverses et ennemies qui feraient de lui une proie facile, tandis qu'elle va permettre les progrès, toujours plus grands d'année en année, que fera cette intelligence, si faible encore à l'âge où nous l'abandonnerons, et qui doit faire de lui, en définitive, le roi incontesté du monde animé.

7. — Le Bien et le Mal, l'Evolution morale.

Nous avons eu bien souvent, au cours des pages précédentes, l'occasion de comparer le petit enfant à un animal. Cette assimilation ne fut jamais plus exacte qu'en ce qui concerne les débuts de l'évolution morale que nous allons envisager maintenant. Et, en effet, la seule notion qui existe chez le petit enfant, celle du moins qui apparaît en premier et constitue pendant longtemps tout son bagage moral est celle du *permis* et du *défendu* qui remplace pour lui la notion du bien et du mal et c'est là un point sur lequel tous les psychologues sont d'accord. C'est dire que s'il existe, dans les premiers mois de la vie, en ce qui concerne la morale, une certaine part d'hérédité ou d'innéité, comme l'ont soutenu certains philosophes rien n'est plus vague, plus impondérable que cette contribution personnelle du psychisme de l'enfant à cette faculté toute d'acquisition et d'éducation que deviendra le sens moral. Cette part d'hérédité serait celle que l'on pourrait concéder, en somme, au jeune animal en ce qui regarde sa faculté d'obéissance à son maître et les influences ancestrales ne paraissent pas agir de façon plus nette et plus forte dans un cas que dans l'autre. Là donc, plus encore qu'ailleurs, règne en maîtresse ce que Sabatier a appelé la « fabrication de l'âme » et le sens moral de l'enfant sera ce que l'auront fait ses éducateurs. Cette éducation est œuvre de patience, de fermeté et de douceur et l'une des plus délicates, des plus difficiles qu'il soit donné à l'homme d'entreprendre. C'est, en même temps, une œuvre d'une fragilité rare qu'il faut maintenir et surveiller à tout instant de peur de voir de longs et pénibles efforts annihilés faute de persévérance. « La morale apprise du petit enfant, même âgé de trois ans, est un édifice bâti à grands frais de labeur, de prudence et de patience et qui peut, les circonstances et le milieu changeant, s'écrouler en quelques semaines « (Pérez). Compayré a synthétisé dans un mot heureux cette action presque exclusive du milieu et de l'éducation dans la naissance et le développement des idées morales chez l'enfant en l'appelant « une sorte de grâce qui nous vient du dehors ».

On peut donc considérer dans cette évolution du sens moral, une première période, celle où, comme nous venons de le dire, la notion du bien et du mal se confond avec celle du permis et du défendu. C'est, en d'autres termes, la période où règne en maîtresse la crainte et peut-être aussi l'espoir de la récompense, quoique cette seconde idée soit plus tardive à naître que la précédente. Il est très difficile de fixer une date d'apparition à cette notion primordiale, mais elle semble, en général, avoir atteint un développement suffisant vers le dixième mois, quoi qu'elle soit, chez un certain nombre de sujets, beaucoup plus précoce.

Cette notion du permis et du défendu implique, bien entendu, l'abstraction n'étant pas le fait de cerveaux aussi jeunes, l'existence de personnes qui permettent et défendent. Ce sont les parents ou, tout au moins, les éducateurs. Cette prérogative fait partie de cet ensemble de facultés qui font d'eux, comme nous l'avons vu dans un précédent chapitre, des êtres presque tout puissants au regard de l'enfant, et d'une essence, pour ainsi dire, supérieure à la sienne. Il n'est pas rare, d'ailleurs que, parmi ces parents, il en soit un qui obtienne de l'enfant une obéissance que celui-ci n'accordera pas à l'autre et, dans cette période de crainte dont nous parlons actuellement, il est ordinaire que ce soit le plus sévère des deux, le plus redoutable au point de vue de l'enfant, c'est-à-dire celui dont les injonctions sont faites d'une voix plus impérieuse, plus forte, accompagnées des figures les plus sévères qui se fasse de préférence obéir. On peut en conclure qu'à cette époque, dans la majorité des cas, le père a plus d'influence que la mère dans l'éducation morale de l'enfant. — Le contraire peut d'ailleurs exister quand c'est la mère qui est la plus énergique. — C'est, en effet, par des regards, par des mots prononcés de telle ou telle façon que la crainte entre dans l'esprit de l'enfant. Il ne peut guère être question de véritables sanctions à cette époque, la seule courante consistant à ne pas céder aux caprices et toutes, en général étant plus passives et négatives que positives. Cependant l'enfant apprend très vite à reconnaître l'intonation de commandement, de défense, la voix fâchée et, par cela même, anormale. Peu à peu il arrive à savoir parfaitement à l'avance que tel ou tel acte lui attirera le visage sévère, la remontrance, la réprimande, que telle demande de sa part n'a aucune chance d'être suivie de succès (parce qu'elle ne l'a jamais été), que telle chose est par conséquent défendue. Aussi, avant de commettre ces actes, regarde-t-il si ses parents le remarquent. C'est ainsi qu'il s'habitue à consulter des yeux ces derniers pour savoir si l'acte en préparation et déjà esquissé lui sera permis ou défendu. Nulle doute qu'il n'y ait là une première acquisition morale, à la condition néanmoins de prendre ce terme de « morale » dans une acception très large et un sens très primitif.

Mais bientôt une seconde période va commencer, celle où la crainte ne sera plus seule en jeu et où l'affection va entrer en scène à son tour. L'enfant est doué d'une affectivité considérable qui n'est peut-être, au début, que le résultat du sentiment qu'il a de sa propre faiblesse et un recours en la puissance de ses parents, mais qui ne tarde pas à se changer en une affection vraie. Il aime véritablement les personnes qui l'aiment, qui l'entourent et qui s'occupent de lui quotidiennement. Aussi va-t-il, dans cette seconde période de son évolution morale, redouter autant de voir ses parents tristes des actes défectueux qu'il accomplit qu'il redoutait jadis de les en voir irrités, « L'enfant, dit Compayré, a fait un grand pas en avant lorsque, encore irraisonnable, mais déjà pourvu de facultés affectives, il s'élève de son égoïsme instinctif à la sensibilité désintéressée. Dès qu'il y a entre les enfants et leurs parents un échange de sympathie et d'affection, on peut dire que la cause de la moralité est gagnée. Et, pendant l'enfance tout au moins, l'affection restera le grand ressort de l'éducation morale ». Il ne faudrait pas croire, d'ailleurs, que cette morale affective, si l'on peut la nommer ainsi, va se substituer subitement et en totalité aux notions fondées sur la crainte et dont nous parlions plus haut. Les deux ordres d'idées se superposeront l'un à l'autre et coexisteront pendant longtemps. Aussi est-il fréquent de voir, là aussi, cette différence dans la manière d'être de l'enfant vis-à-vis de ses deux éducateurs habituels, le père et la mère, à laquelle nous avons fait allusion précédemment. Ce que l'un obtiendra par l'affection, l'autre l'obtiendra par la crainte ou plutôt, et le cas est encore plus fréquent, la douceur et l'affectivité insuffisantes de l'un feront appel à la vigueur et à l'énergie de l'autre pour arriver au résultat moral cherché. Quoi qu'il en soit, il y a évidemment, dans l'adjonction de cette moralité affective, un progrès remarquable sur la première période et l'enfant s'est, par cette adjonction, élevé dans la chaîne morale des êtres, à un degré déjà supérieur.

Avançons encore d'un degré dans cette évolution du sens moral. Jusqu'à présent, nous avons vu l'enfant préoccupé exclusivement de l'influence que ses actions pourront avoir sur ses éducateurs et du retentissement qu'elles auront ensuite sur lui-même. Il y a là une preuve nouvelle de l'égocentrisme qui lui est naturel. Lui seul l'intéresse dans les premiers temps de son existence. Mais bientôt il aura pris conscience qu'il existe d'autres êtres et que leur vie est, en une certaine proportion, liée à la sienne, en ce sens que leurs actions peuvent avoir une influence sur ses propres actions et sur ses sensations. En l'espèce il s'agit le plus souvent, et même presque toujours, de ses petits camarades, d'enfants comme lui. Il va donc reporter sur eux ces notions de permis et de défendu qui font la trame encore nue de sa morale. Au début, néanmoins, c'est encore exclusivement en ce qui le concerne personnellement que ces actions lui paraîtront bonnes ou mauvaises. Si un camarade lui donne un jouet, l'action sera bonne, s'il lui en prend un des siens propres, elle sera mauvaise. Cet exemple pris entre beaucoup montre combien simple et égoïste est cette première conception d'une morale d'autrui. Elle n'en sera pas moins l'origine d'une véritable généralisation de notions qui paraissaient jusqu'alors exclusivement individuelles. Rapidement aussi et parfois de façon brutale, il s'apercevra qu'il commet vis-à-vis des autres des actions bonnes ou mauvaises, soit parce que ses parents ressentiront vis-à-vis de ces actions les sentiments qu'il sait si bien reconnaître et qui étaient la conséquence habituelle de ses actes personnels, soit parce que les autres, à leur tour, lui feront comprendre, souvent de façon moins amère, qu'il est des actes défendus vis-à-vis d'autrui. C'est ainsi que peu à peu entrera dans l'esprit de l'enfant cette conception d'une morale générale encore très rudimentaire, mais déjà très supérieure à ce que nous avons vu précédemment. Que, plus tard, l'enfant fasse abstraction de sa propre personnalité dans l'appréciation des actes d'autrui, qu'il juge, par exemple, bon ou mauvais un acte commis par un de ses camarades envers un autre, sans que lui y soit en rien intéressé, et on voit quel progrès considérable cet esprit d'enfant aura fait dans la voie où nous l'avons vu s'engager de façon si rudimentaire. Les fondements d'une morale véritable sont posés.

Mais il est bien évident que, dans le cours de toute cette évolution, il faut que reste guide et soutien l'éducation donnée par les parents, sans quoi l'enfant risquerait de se fourvoyer à chaque instant au milieu des injustices et des anomalies qui lui seront si souvent données en spectacle. L'éducation doit être là toujours pour lui montrer le droit chemin et l'empêcher de s'égarer à chaque pas. Son œuvre est donc loin de cesser quand l'enfant commence à généraliser. Son influence, si considérable au début, reste pendant de très longues années, et bien au-delà des limites que nous nous sommes tracées dans l'étude de la psychologie infantile prédominante. C'est elle notamment qui aidera ce jeune cerveau à généraliser de plus en plus les notions qu'il a pu recueillir et à admettre ainsi cette conception d'une loi morale générale, supérieure et abstraite, existant en dehors même de toute sanction, qui est le plus haut sommet peut-être que l'esprit humain puisse atteindre. « Combien, est grande la responsabilité de tout homme, dit Sabatier, et combien est importante l'intervention de l'éducation, puisqu'elle est réellement vis-à-vis de chacun, un apprentissage pour l'édification de sa personnalité, pour la fabrication de son âme! ».

INDEX BIBLIOGRAPHIQUE

BALDWIN. — *Le Développement mental chez l'enfant et dans la race.*

BINET (A.). — Perceptions d'enfants. *Revue philosophique,* 1890. t. XXX.

COMPAYRÉ. — *Evolution intellectuelle de l'enfant.* 4e édition, 1907.

CONDILLAC. — *Essai sur l'origine des connaissances humaines.* 1746.

DARWIN (A.). — A biographical sketch of an infant. *Mind*, juillet 1877.

DUGALD STEWART. — *Eléments de la philosophie de l'esprit humain,* traduct. française. 1844.

EGGER. — *Observations et réflexions sur le développement de l'intelligence et du langage chez les enfants.* 1878.

ESPINAS (A.). — Observations sur un nouveau-né. *Annales de la Faculté des lettres de Bordeaux.* 1883.

FERRI (L.). — Osservazioni sopra una bambina. *Filosofia delle scuole italiane.* Oct. 1881.

GIRARD (Jeanne). — *L'éducation de la petite enfance.* Paris, Armand Colin, 1908.

GROOS (Karl). — *Das Seelenleben des Kindes.* Berlin. Reuther und Reichard, 1908.

GUYAU (M. J.). — *Education et Hérédité.*

HAUTIERE (E. de la). — *Psychologie appliquée à l'éducation.* Paris, 1905.

HÉRUBEL (M. A.) — Psychologie infantile. *La Revue.* 1905. p. 378.

LOCKE. — *Essai sur l'entendement humain.* Traduct. française, 1700.

MAINE DE BIRAN. — *Fondement de la psychologie.*

MEUNIER (Raymond). — Remarks on a Case of Precocious Attention to Esthetic Sensations. *Journal of Mental Pathology*, 1903-1904.

— — Remarks on three Cases of Morbid Lying. *Journal of Mental Pathology*, 1904.

METCHNIKOFF (E.). — Les rudiments psychiques de l'homme. *Bullet. de l'Institut général psychologique.* 1904.

NECKER DE SAUSSURE (Mme.). — *L'Education progressive.*

PARROT. — Développement du cerveau chez les enfants du premier âge. *Archives de physiologie normale et pathologique*, 1869, 5 et 6.

PEREZ. — *Les trois premières années de l'enfant.* Paris, Alcan.

PEREZ. — *L'Education dès le berceau.* Paris, Alcan.

PREYER (W.). — *L'Ame de l'enfant.* Traduct. de Varigny.

RENOUVIER. — *Critique philosophique.* 1875.

RUYSSEN (T.). — *Essai sur l'évolution du jugement.* Paris, 1904.

SABATIER. — Comment se fabriquent les âmes. *Bullet. de l'Institut général psychologique.* 1904.

SULLY (J.). — *Etudes sur l'enfance.* Trad. franç. 1898.

TAINE. — *De l'intelligence.*

TAINE. — L'Acquisition du langage. *Revue philosophique*, n° 1.

TABLE DES MATIÈRES

Imprimeri Générale de Châtillon-sur-Seine. — A. Pichat.

www.ingramcontent.com/pod-product-compliance
Ingram Content Group UK Ltd.
Pitfield, Milton Keynes, MK11 3LW, UK
UKHW020332180726
13839UKWH00002B/672

9 782329 59419